योग का इतिहास, महत्त्व और लाभ

शशिकांत 'सदैव'

प्रभाकर प्रकाशन

ISBN: 978-93-89851-61-8
eISBN: 978-93-89851-62-5

प्रकाशकः प्रभाकर प्रकाशन
प्लॉट नं.-55, मेन मदर डेयरी रोड
पांडव नगर, ईस्ट दिल्ली-110092
फोनः 011-40395855
व्हाट्स ऐपः +91 8447931000
ई-मेलः Sales@pharosbooks.in
वेबसाइटः www.pharosbooks.in
संस्करणः 2019
कवर डिज़ाइनः वीरेन्द्र सिंह भंडारी
इनर डिज़ाइनः सुरेन्द्र कुमार

योग का इतिहास, महत्त्व और लाभ
लेखकः शशिकांत 'सदैव'

यह पुस्तक क्यों?

योग इस पृथ्वी पर सदियों से नहीं बल्कि कई युगों से विद्यमान है, जिसका उल्लेख न केवल हमारे शास्त्रों में बखूबी मिलता है बल्कि बड़े-बड़े सिद्धों एवं साधुओं की तप-साधना में भी नजर आता है। योग भारतीय संस्कृति की प्राचीनतम पहचान ही नहीं बल्कि एक सुखद, संतुलित और स्वस्थ्य जीवन जीने की एक मात्र कुंजी भी है। युगों पुराना यह योग भारत के स्वर्ण काल का आधार रहा है। वक्त की तह में भले ही यह कुछ धुंधला-सा गया था परंतु 21 जून, 2014 अंतर्राष्ट्रीय योग दिवस की अपार सफलता ने फिर से योग के शिखर छूने की संभावना जताई है।

अधिकतर लोग योग को धर्म-अध्यात्म एवं बुजुर्गों द्वारा किए जाने वाले शारीरिक आसनों से जोड़कर ही देखते हैं, तो कोई सोचता है कि योग स्वयं को निरोगी रखने का अति प्राचीन 'आउट डेटिड' तरीका है। जबकि सच तो यह है कि योग एक ऐसी सुलभ एवं प्राकृतिक पद्धति है, जिससे स्वस्थ मन एवं शरीर के साथ अनेक लाभ प्राप्त किये जा सकते हैं। योग मानव जीवन को शारीरिक, मानसिक व आध्यात्मिक सभी प्रकार से लाभान्वित करता है। योग अपने आप में एक पूर्ण वैज्ञानिक चिकित्सा प्रणाली है, जिसका संबंध मात्र दिव्य ऊर्जा से ही नहीं, विज्ञान से भी है। योग हर आसन का वैज्ञानिक आधार है, जिसे आज के विश्व भर के डॉक्टरों ने भी स्वीकार किया है। आज की चिकित्सा शोधों ने ये साबित कर दिया है कि योग शारीरिक और मानसिक रूप से मानवजाति के लिए वरदान है। योग द्वारा अनेक रोगों को मात दी जा सकती है।

भले ही योग एक तौर पर पूर्ण रूप से प्राकृतिक एवं वैज्ञानिक पद्धति है, जिसका उपयोग पूर्ण रूप से सुरक्षित व हितकारी है, परंतु इससे जुड़ी कई सावधानियां, नियम व परहेज आदि भी हैं, जिसे जानना जरुरी है, जो इस पुस्तक में सम्मिलित हैं। इतना ही नहीं आज के आधुनिक युग में बहुत से लोग ऐसे भी हैं, जो योग से अधिक व्यायाम को प्राथमिकता देते हैं। उन्हें योग पुराने ज़माने का, कम असरकारक लगता है, जबकि सच तो यह है कि योग ही व्यायाम से बेहतर है। व्यायाम की कुछ सीमाएं एवं दुष्प्रभाव भी हैं, जो योग में नहीं। योग व्यायाम की तुलना में किस तरह और कितना भिन्न है? यह भी इस पुस्तक में बहुत विस्तार के साथ समझाया गया है।

बदलते ज़माने के साथ आज हर चीज बदल रही है, फिर वह योग ही क्यों न हो। आज के मनुष्य और उसकी दिनचर्या को देखते हुए बहुत से आसन ऐसे हैं, जो हमें योग ग्रंथों में नहीं मिलते। देश, काल एवं परिस्तिथियों को देखते हुए नए-नए योग गुरुओं या शोध कर्ताओं ने एक ओर नए योगासन खोजे हैं तो कुछ लोगों ने पारंपरिक आसनों में कुछ परिवर्तन किये हैं। पुराने आसनों के आधार पर उसमें कुछ नया जोड़ा है, जिसे उन्होंने नए नाम भी दिए हैं। कौन से हैं वह योगासन? वह किस रोग में कैसे व कितने सहायक हैं, क्या है उनका वैज्ञानिक आधार? सभी कुछ इस पुस्तक में आप पढ़ सकते हैं।

कुल मिलाकर यह पुस्तक जहाँ एक ओर जीवन में योग के महत्त्व, लाभ और उसके इतिहास को दर्शाती है, वहीं दूसरी ओर यह योग के वैज्ञानिक व व्यावहारिक पक्ष को भी रेखांकित करती है। इतना ही नहीं यह पुस्तक योग से जुड़ी भ्रांतियों व उससे जुड़ी सावधानियों को भी विस्तार पूर्वक समझाती है। जिस गति से योग आज पूरे विश्व में अपनाया जा रहा है उससे साफ़ जाहिर है कि वह दिन दूर नहीं जब इस युग को योग का युग कहा जायेगा।

विशेष: यूँ तो इस पुस्तक में सभी योग व योगासन विशेषज्ञों के परामर्श पर तथा गहरे लंबे शोध के बाद लिए गए हैं, फिर भी एहतिहातन किसी भी योग को व्यवहार में लेने से पूर्व किसी योग विशेषज्ञ या अपने डॉक्टर से परामर्श अवश्य लें।

शीश स्वांत देव

विषय-सूची

1. योग का युग 7
2. योग का इतिहास 10
3. योग का महत्त्व 23
4. योग से लाभ 32
5. योग का वैज्ञानिक आधार 42
6. योग की जन्म गाथा 55
7. योग एक, मार्ग अनेक 60
8. योग से जुड़ी भ्रांतियां 65
9. योग परंपरा के प्रथम आदिगुरु–भगवान शिव 72
10. भारत के प्रसिद्ध योग गुरु 76
11. योग का आधार–अष्टांग योग 85
12. आसन से जुड़े नियम व सावधानियां 88
13. योग से नुकसान 92
14. व्यायाम से बेहतर है योग 95

15. योग का नया रूप-मॉडर्न योगा 101
16. हॉट योगा 107
17. पावर योगा 114
18. मिटाए हर विकार-सूर्य नमस्कार 118
19. योग का अभिन्न अंग-प्राणायाम 124
20. किस रोग में कौन-सा आसन करें? 133
21. लेखक परिचय 147

योग का युग

योग हमारी भारतीय संस्कृति की प्राचीनतम पहचान ही नहीं एक सुखद, संतुलित और स्वस्थ जीवन जीने की एक मात्र कुंजी भी है। युगों पुराना यह योग भारत के स्वर्ण काल का आधार रहा है। वक्त की तह में भले ही यह कुछ धुंधला सा गया था परंतु अंतर्राष्ट्रीय योग दिवस 21 जून, की अपार सफलता ने फिर से योग के शिखर छूने की संभावना जताई है।

21 जून 2015 को जो हुआ उसे बहुत पहले ही हो जाना था यानी 21 जून को अंतर्राष्ट्रीय योग दिवस के रूप में घोषित करना। वरना वैलन्टाइंस डे, फ्रेंडशिप डे, हग डे, किस डे, आदि जैसे 'डेज़' यानी दिनों की तादात इतनी बढ़ गई है कि भारत की संस्कृति, कला व योग जैसे विषय तो बस किताबों में इतिहास या पाठ्यक्रम का ही हिस्सा बन कर रह गए हैं। सांस्कृतिक पर्वों एवं धार्मिक उत्सवों ने तो वैसे ही मनोरंजन का हाईटेक रूप ले लिया है। ऐसे में भला हो 'टीचर्स डे' का जो औपचारिकतावश स्कूल-कॉलेज में गाहे-बगाहे मना लिया जाता है वरना 'गुरु पूर्णिमा' का तो हाल और बुरा है। लोगों को खासकर युवाओं को तो पता ही नहीं चलता कि 'गुरु पूर्णिमा' कब और क्यों मनाई जाती है? ऐसे में 21 जून, अंतर्राष्ट्रीय योग दिवस ने फिर से एक नई उम्मीद जगाई है।

बहरहाल जिन लोगों ने योग के बारे में सिर्फ सुना भर था, वह भी इसकी अधिक जानकारी जुटाने लगे हैं, बल्कि जिन लोगों के लिए यह एक नई चीज थी वो भी इसमें दिलचस्पी लेने लगे हैं। विशेष बात तो यह है कि योग को वैश्विक स्तर पर समझे जाने और

अपनाने की बात शुरू हुई है। और तो और योग से जुड़ी मान्यताएं एवं परिभाषाएं भी सही अर्थों में प्रकट होने लगी हैं। मसलन किसी की नजर में योग परमात्मा को पाने का एक धार्मिक माध्यम भर था तो कोई इसे हिंदू धर्म के दायरे में ही देखता था। कुछ इसके वैज्ञानिक पक्ष से बेखबर थे तो कुछ लोगों को यह अंदाजा ही नहीं था कि यह हमें रोगों से बचाने व उनसे दूर रखने का सरल व प्राकृतिक उपाय भी है। इसका नियमित अभ्यास हमें तन-मन एवं आत्मा, तीनों के स्तर पर स्वस्थ और मजबूत बनाता है।

राजपथ जिसे इंडिया गेट तथा 26 जनवरी के गणतंत्र दिवस समारोह के रूप में लोगों द्वारा अधिक पहचाना व जाना जाता है, अंतर्राष्ट्रीय योग दिवस से इस स्थान को अपनी नई तस्वीर ही नहीं बल्कि गिनीज वर्ल्ड रिकॉर्ड बनाकर भारत को विश्व के पैमाने पर नई पहचान भी हासिल हुई है, जिसका श्रेय जाता है भारत के वर्तमान प्रधान मंत्री नरेंद्र मोदी को।

इस दिन राजपथ पर प्रधानमंत्री सहित 35,985 लोगों ने सामूहिक योग करके न केवल एक विश्व कीर्तिमान स्थापित किया बल्कि दुनिया भर में, भारत की संस्कृति के प्रतीक 'योग' को पहुंचाने का सफल प्रयास भी किया। इस दिन दुनिया भर के 192 देशों के 251 शहरों में योग के सामूहिक कार्यक्रम आयोजित हुए। इनमें 46 मुस्लिम देश भी थे। 21 जून को दुनिया भर में कुल मिलाकर दो करोड़ लोगों ने योगासन किया। एक साथ योग की ऐसी धमक कभी नहीं सुनी गई जैसी 21 जून 2015 को सुनायी दी।

इस दिवस की नींव मोदी ने 27 सितंबर 2014 को, संयुक्त राष्ट्र संघ में दिये अपने पहले संबोधन में रखी थी। इस प्रस्ताव के कुछ दिनों बाद भारत सरकार से पूछा गया था कि किस दिन अंतर्राष्ट्रीय योग दिवस घोषित किया जा सकता है। इस बात का निर्णय स्वामी रामदेव जी के साथ पतंजलि योग पीठ में लिया गया। स्वामी रामदेव ने इस दिन के लिए 21 जून का दिन यह कहकर सुझाया कि 'यह दिन साल का सबसे लंबा दिन होता है और योग भी मनुष्य को दीर्घ जीवन प्रदान करता है।' रामदेव की सुझाई तारीख को प्रधानमंत्री और भारत सरकार ने स्वीकृत करते हुए संयुक्त राष्ट्र संघ को भेजी, जिसे मंजूर कर लिया गया और 21 जून को अंतर्राष्ट्रीय योग दिवस घोषित किया गया।

प्रधानमंत्री मोदी के जीवन में योग का साथ पिछले 26 सालों से है, इस बात को उन्होंने राजपथ पर योग करने से पहले अपने भाषण में कहा। साथ ही यह भी बताया कि 'योग मेरे जीवन का सहारा है, मैं वर्षों से इसे कर रहा हूं। मेरे जीवन में इससे बहुत परिवर्तन आया है।' योग के संबंध में मोदी ने कहा, 'ज्यादातर लोग योग को अंग मर्दन का माध्यम मानते हैं। मैं मानता हूं कि यह सबसे बड़ी गलती है। अगर योग अंग मर्दन का कार्यक्रम होता, तब सर्कस में काम करने वाले बच्चे योगी कहलाते। शरीर को केवल मोड़ देना या अधिक से अधिक लचीला बनाना ही योग नहीं है...योग जी भर कर जीवन जीने की जड़ी-बूटी है। ...योग व्यवस्था नहीं, एक अवस्था है।... योग से शांति मिलती है...यदि मस्तिष्क शरीर का

मंदिर है तो योग एक सुंदर मंदिर का निर्माण करता है।... इस बात के कई प्रमाण हैं कि योग तनाव और जटिल बिमारियों से लड़ने में हमारी मदद करता है।'

योग दिवस पर मोदी ने यह भी कहा कि, 'योग दिवस प्रेम, शांति और एकता का प्रतीक है।' इस कार्यक्रम का मकसद मानव कल्याण और दुनिया को तनाव मुक्त बनाने के साथ-साथ दुनिया भर में सद्भावना का संदेश पहुंचाना है।' इतना ही नहीं प्रधानमंत्री ने इस दिवस पर लोगों को शुभकामनाएं देते हुए उनसे योग को अपने जीवन का अभिन्न हिस्सा बनाने का संकल्प लेने की अपील भी की।

❒

योग का इतिहास

योग इस पृथ्वी पर सदियों से नहीं बल्कि कई युगों से विद्यमान है, जिसका उल्लेख न केवल हमारे शास्त्रों में बखूबी मिलता है बल्कि बड़े-बड़े सिद्धों एवं साधुओं के तप-साधना के मुख्य आधार के रूप में भी नजर आता है। कितना पुराना है इसका इतिहास? बता रहे हैं योगाचार्य भारत भूषण जी।

योग का वैदिक इतिहास

आज के वर्तमान समय में योग एक ऐसा शब्द बन चुका है, जिससे शायद ही कोई परिचित न हो। योग की प्रसिद्धि व महत्ता को देखते हुए 21 जून 2015 को अंतर्राष्ट्रीय योग दिवस का प्रारम्भ हुआ, जो कि भारत वर्ष के लिए एक गर्व का विषय है। योग को उच्च शिखर तक पहुंचाने में भारतवर्ष का योगदान अग्रणी है। आज विश्व के बहुत से देश भारतवर्ष को एक योग गुरु की दृष्टि से भी देख रहे हैं और आशा रखते हैं कि भारतवर्ष योग की वैज्ञानिक व मनोवैज्ञानिक पृष्ठभूमि को विश्व के समक्ष प्रस्तुत करे।

योग भारत वर्ष का एक प्राचीन विज्ञान है

यदि अध्ययन किया जाये तो भारतीयों की सभ्यता, संस्कृति व विज्ञान की भागीरथी वेदों की गंगोत्री से प्रवाहित होती है, क्योंकि वेद भारत का सबसे आदरणीय प्राचीन वैज्ञानिक साहित्य है। योग विद्या के विज्ञान का शिलान्यास वैदिक युग में ही हो गया था। वेदों के कई मंत्रों में भी योग की चर्चा की गई है। वेदों में कहा गया है कि-

'स द्या नो योग आभुवत स राये स पुरं ध्याय।
गमद वाजे भिरा स नः ॥' (ऋग संहिता 1/5/3,
सामवेद 1/2/10/3 अथर्ववेद 20/69/1)

अर्थात् योग की सिद्धि में ईश्वर की अनुकंपा आवश्यक है।

विद्वानों का मत है कि योग दर्शन का विकास वेद से ही हुआ है। वेद में कहा गया है कि-

'हिरण्यगर्भ समवर्तताग्रे भूतस्य जातः पतिरेक आसीत्।
सः दाधार पृर्थिवीद्यामुलेमां कस्मै देवाय हविषा विधेम्।' (ऋ.- 10/121/1)

अर्थात् हिरण्यगर्भ ही पहले उत्पन्न हुए जो समस्त भूतों के स्वामी थे। उन्होंने पृथ्वी व स्वर्ग आदि लोक को धारण किया। उन अवर्चनीय देव की हम पूजा करते हैं। महाभारत में भी इस कथन की पुष्टि करते हुए आया है कि-

'सांख्यस्य वक्ता कपिलः परमर्षि स उच्यते।
हिरण्यगर्भो योगस्य वक्ता नान्यः पुरातन॥' (महाभारत 12/349/65)'

अर्थात् सांख्य के वक्ता महर्षि कपिल हैं और योग के वक्ता हिरण्यगर्भ हैं, जिनसे पुराना और कोई इस शास्त्र का वक्ता नहीं है।

श्रीमद्भगवत् गीता में भी योग की प्राचीनता को बताते हुये श्री कृष्ण कहते हैं कि-

इमं विवस्वते योग प्रोक्तवानहमठययम्।
विवंस्वान्मनवेप्राह मनुश्दि वाकवेडप्रवीत (।411 श्रीमद्भगवद्गीता)

अर्थात् भगवान श्री कृष्ण कहते हैं कि मैंने इस अमर योगविद्या का उपदेश सूर्यदेव विवस्वान को दिया और विवस्वान ने मनुष्यों के पिता मनु को उपदेश दिया और मनु ने इसका उपदेश इक्ष्वाकु को दिया।

श्रीश्री मद् ए.सी. भक्ति वेदान्त स्वामी प्रभुपाद श्रीमद्भगवद्गीता यथारूप में महाभारत के श्लोक की व्याख्या करते हुए कहते हैं कि-

'त्रैत्रायुगादौ च ततो विवस्वान्मनवे दवौ।
मनुष्चलोकभृत्यर्थ सुतायेक्ष्वाकवे ददौ।
इक्ष्वाकृष्णा च कथितो व्याप्य लोकानवस्थितः।।'

अर्थात् त्रेता युग के आदि में विवस्वान ने परमेश्वर संबंधी इस विज्ञान का उपदेश मनु को दिया और मनुष्यों के जनक मनु ने अपने पुत्र इक्ष्वाकु को दिया। इक्ष्वाकु इस पृथ्वी के शासक थे और रघुकुल के पूर्वज थे। इससे प्रमाणित होता है कि महाराज इक्ष्वाकु के काल से ही श्री मदभगवदगीता विद्यमान थी।

इस समय कलियुग के केवल 5000 वर्ष व्यतीत हुये हैं। जबकि इसकी पूर्णायु 4,32000

वर्ष है। इसके पूर्व द्वापर युग (8,000,00) वर्ष का था। इसके पूर्व त्रेत्रायुग 12,00,000 वर्ष का था। इस प्रकार लगभग 20,05000 वर्ष पूर्व मनु ने अपने शिष्य तथा पुत्र इक्ष्वाकु से जो इस पृथ्वी के राजा थे, श्रीमद्‌भगवद्‌गीता कही। मनु की आयु लगभग 30,53,00,000 वर्ष अनुमानित की जाती है। जिसमें से 12,04,00,000 वर्ष बीत चुके हैं। यह मानते हुये कि मनु के जन्म के पूर्व भगवान ने अपने शिष्य सूर्यदेव विवस्वान को गीता सुनाई, मतानुमान यह है कि गीता कम से कम 12,04,00,000 वर्ष पहले कही गई। और मानव समाज में यह 20 लाख वर्षों से विद्यमान रही। इस आधार पर कहा जा सकता है कि योग विद्या का ज्ञान भी लगभग इतना ही पुराना है।

श्री कृष्ण ने गीता में कहा है कि-

'एवं परम्पराप्राप्तमिमं राजर्षयों विदुः।
स कालेनेह महता योगों नष्टः परंतपः॥
स एवायं मया तेडद्य योगः प्रोक्तः पुरातनः।
भक्तोअसि में सखा चेति रहस्यं ह्येतदुत्तमम्ः॥' (गीता 4/3)

अर्थात् परम्परा से इसे राजर्षि लोग जानते आये हैं किन्तु कालक्रम में यह परम्परा छिन्न हो गयी। अतः यह विज्ञान इस लोक से लुप्त हो गया था। आज मैंने वह पुराने समय का योग फिर से बताया है। तुम मेरे भक्त तथा मित्र हो अतः तुम इस विज्ञान के दिव्य रहस्य को समझ सकते हो। यह योग विद्या की प्राचीनता की ऐतिहासिक पृष्ठभूमि थी।

यदि योग विद्या की प्राचीनता की पृष्ठभूमि को वैज्ञानिक व नवीनतम शोध के आधार पर देखा जाये तो ज्ञात हुआ कि कई मूर्तियां, जो सामान्य योग या समाधि मुद्रा को प्रदर्शित करती हैं, सिंधु घाटी सभ्यता (बी.सी.3000 ई.पू.) के स्थान पर प्राप्त हुई हैं। इस प्रकार निष्कर्ष रूप में माना जा सकता है कि जब से सभ्यता प्रारम्भ हुई तभी से योग किया जा रहा है।

योग का मनोवैज्ञानिक आधार व परिभाषा

योग के क्रियात्मक पक्ष का संबंध मन और मनः शक्ति से है। अतः योग को हम एक क्रियात्मक मनोविज्ञान भी कह सकते हैं। योग में चित्त की शुद्धि पर विशेष महत्त्व दिया जाता है, क्योंकि मन का विशेष गुण है चंचलता। जिस कारण वह अशुद्ध है। और जीवन में स्थायी आनंद व सुख को प्राप्त नहीं होने देता। कविवर कीट्स ने कहा है कि-

at a touch sweet pleasure melteth.
like unto bubbles when rain pelteth.

जिस प्रकार बूंद के पड़ते हुए उसके धक्के से पानी का बुलबुला फूट जाता है, उसी प्रकार स्पर्श मात्र से ही सुख अभाव में विलीन हो जाता है। यह मन की चंचलता के कारण

होता है। कुछ मनोवैज्ञानिकों ने ऐसी मौलिक बात कही है, जिससे हमें यह ज्ञात हो सकता है कि हमें सच की खोज कहां करनी चाहिए।

उनमें से एक विलियम जेम्स हैं जिन्होंने आनंद का सिद्धांत प्रतिपादित किया। विलियम जेम्स ने इस विषय को एक फॉर्मूले के द्वारा बताया

आनन्द = लाभ/तृष्णा

satisfaction = achievement/expectation

अर्थात् यदि किसी मनुष्य का किसी विषय में लाभ अधिक हो और उसकी आशा (तृष्णा) कम हो तो उसको आनंद अधिक होगा और यदि किसी की आशा अधिक हो और लाभ कम मिले तो आनंद भी कम होगा। किन्तु यदि लाभ को बिना परिवर्तित करते हुए आशा को शून्य कर दिया जाये तो हमारा आनंद, अनंत आनंद में परिवर्तित हो जायेगा।

योग भी आशा व तृष्णा को समाप्त करने की बात करता है और आशा की शून्यता कैसे प्राप्त की जाये इसका मार्ग भी प्रशस्त करता है। आशा मन की एक ऐसी वृत्ति है, जो दुख का अनुभव कराने में सहायक है। तथा योग सूत्र में योग की परिभाषा देते हुए महर्षि पतंजलि ने मन को शुद्ध करने की बात कही है। **'योगश्चित्तवृत्तिनिरोध' (1/2योगसूत्र)** अर्थात् चित्त की वृत्तियों का निरोध ही योग है।

योग का उद्देश्य व उद्देश्य प्राप्ति का वैज्ञानिक मार्ग

सामान्यत: लोग योग का उद्देश्य शारीरिक स्वास्थ्य समझते हैं और आसन-प्राणायाम करने को योग की विधि समझते हैं। परंतु योग सूत्र में योग का वास्तविक उद्देश्य बताते हुये कहा गया है कि-

'योगङ्गामुष्ठानादशुद्धिक्षयेज्ञानदीप्तिरा विवेकख्याते॥'-(योगसूत्र 2/28)

अर्थात् योग के आठ अंगों का पालन करने से अशुद्धि का क्षय होता है। इन आठ अंगों के पालन से चित्त सर्वथा निर्मल हो जाता है। उस समय योगी में ज्ञान का प्रकाश हो जाता है। उसे सत्य का बोध हो जाता है। यही योग का उद्देश्य है।

अब इस उद्देश्य को प्राप्त करने की विधि का वर्णन करते हुए योगसूत्र में कहा गया है कि-

'यमनियमासन प्राणायाम हार धारणा
ध्यान समाध्यो अठसवङ्गानि॥' (योगसूत्र-2/29)

अर्थात् योग के आठ अंग हैं। यम, नियम, आसन, प्राणायाम, प्रत्याहार, धारणा, ध्यान, समाधि-ये योग के आठ चरण हैं। देखा जाये तो यह योग का सम्पूर्ण विज्ञान एक ही वाक्य में है। इन आठ अंगों का क्रमबद्ध व सूत्रबद्ध पालन ही योग का विज्ञान कहलाता है। ये आठ अंग परस्पर गहन संबंध रखते हैं। इनके क्रम को परिवर्तित नहीं किया जा सकता। जैसे

सामान्य जन योग के तीसरे व चौथे अंग का ही बहुतायत में पालन कर रहे हैं और प्रथम व द्वितीय अंग यम-नियम का पालन नहीं करते हैं। साथ ही अन्य अंगों का पालन भी नहीं करते हैं। इन आठ अंगों का क्रमबद्ध पालन ही योग को परिपूर्ण एवं जीवन ईकाई बनाता है।

1. यम

यह योग का प्रथम अंग है। यम आसक्तियों व कुप्रवृत्तियों को नष्ट करने के लिए उपयुक्त है। मनुष्यों का अन्य प्राणियों के साथ व्यवहार कैसा है? यह उसके चित्त की शुद्धता पर निर्भर करता है। इसलिए सबसे पहले इस व्यवहारिक जीवन को यमों के द्वारा शुद्ध व दिव्य बनाना होता है। योग में यमों की संख्या 5 है- अहिंसा, सत्य, अस्तेय, ब्रह्मचर्य, अपरिग्रह। मनुष्य का मन चंचल है। जो क्षण-क्षण में बदलता रहता है। यम पालन का अर्थ है 'जीवन ऊर्जा को दिशा देना'। मनुष्य के पास ऊर्जा सीमित है। वृद्धावस्था आते-आते ऊर्जा कम होती चली जायेगी। योग विज्ञान यमों के पालन द्वारा मनुष्य की ऊर्जा को इकट्ठा करके एक शुभ दिशा में प्रविष्ट कराना चाहता है।

2. नियम

योग का दूसरा अंग व चरण नियम है। सदाचार के पालन की दिशा में पांच प्रकार के नियम बताये गये हैं- शौच, संतोष, तप, स्वाध्याय, ईश्वर प्राणिधान। नियमों का संबंध केवल अपने व्यक्तित्व व अन्त:करण के साथ होता है। इसके पालन से व्यक्ति में दिव्यता व शुद्धि और पवित्रता का जन्म होता है। नियम का अर्थ है- ऐसा जीवन जो अव्यवस्थित न हो तथा ऐसा जीवन जिसमें सुनिश्चित अनुशासन हो।

3. आसन

योग का तीसरा चरण है आसन। आज समाज में योग के इस अंग से हम सभी परिचित हैं। सामान्य जन शरीर की कुछ विशेष स्थिति व आकृति को आसन समझते हैं, जबकि पतंजलि ने किसी भी ऐसे आसन का वर्णन नहीं किया है। जिनका प्रचलन आज सर्वविदित है। पतंजलि आसन को परिभाषित करते हुए कहते हैं कि- 'स्थिरसुखमासनम' जो स्थिर व सुखदायी हो। वह आसन है। शरीर की एक ऐसी स्थिति, जिसमें स्थिर व सुखदायी रहा जा सके, वह आसन कहलाती है। आसन का यह अनुभव वही ले सकता है जिसने योग के पहले दो अंग यम-नियम का पालन किया हो। जिसने संयम व नियमितता का जीवन जीया हो। शास्त्रों में आसनों के विषय में कहा गया है कि-

'आसनानिसमस्तानियावन्तों जीवजन्तवः।
चतुरशील लक्षणि शिवेनाभिदितानी॥'

अर्थात् समस्त जीव-जन्तुओं के बराबर ही आसनों की संख्या बतायी गयी है। ऐसा माना जाता है कि प्रारम्भ में 84 लाख आसन थे, जो 84 लाख योनियों का प्रतिनिधित्व करते थे। ऐसा माना जाता था कि ये आसन मनुष्य की प्रारम्भिक अवस्था से मुक्त अवस्था तक के विकास का प्रतिनिधित्व भी करते थे। ऐसा मत भी है कि व्यक्ति इन सभी आसनों को करते हुये एक ही जीवन काल में सभी प्रकार की योनियों से गुजर कर आगे बढ़ सकता था। ऐतिहासिक प्रमाण के आधार पर योगासनों के प्रथम व्याख्याकार महानयोगी गोरखनाथ थे।

आसनों का अभ्यास एक वैज्ञानिक पद्धति है। प्रयोगों से आज यह बात सिद्ध हो चुकी है कि आसनों का शरीर पर सकारात्मक प्रभाव पड़ता है। ऐसा नहीं है कि हठयोग के आसनों का ही शरीर पर अच्छा प्रभाव पड़ता है। पतंजलि आसन की जिस स्थिति का वर्णन करते हैं उसका प्रभाव भी सकारात्मक है। हठयोग के आसन भी पंतजलि के आसन की परिभाषा को सिद्ध करने में एक उपयोगी भूमिका निभाते हैं। पतंजलि कहते हैं कि आसन शरीर की स्थिर व सुखदायी स्थिति है। अब यदि आपने कभी अपने शरीर को ध्यान के किसी आसन या अन्य स्थिति में शांत करने का प्रयास किया हो तो कठिनाई उत्पन्न होती है। जैसे- शरीर के किसी अंग में दर्द, खुजली, बेचैनी, शरीर का सुन्न होना, शरीर में कम्पन्न आदि विरोध पैदा होते हैं। निष्कर्ष रूप में पाते हैं कि शरीर को स्थिर व शांत करना इतना सरल नहीं है। इसका अर्थ ये हुआ कि शरीर अभी स्वीकृति नहीं दे रहा है अनुशासित होने की। योग के समनियम के पालन स्वरूप जो जीवन में नियमितता व अनुशासन घटित होता है। उसके घटित न होने से शरीर की स्थिति बिगड़ चुकी होती है। अत: उसे अनुशासित करना कठिन प्रतीत होता है। शरीर को अनुशासित करने में हठयोग के आसनों का महत्त्वपूर्ण स्थान इसलिए है, क्योंकि वे शरीर को दृढ़ता व मजबूती देते हैं, जिससे शरीर सुख व शांत स्थिति में आ जाता है।

कई वैज्ञानिकों ने शरीर की भिन्न-भिन्न स्थिति पर प्रयोग किये कि शरीर की खड़ी, बैठी हुई, सीधा लेटी हुई, व उल्टा लेटी हुई स्थिति में व्यक्ति के चित्त में परिवर्तन होते हैं। उनकी चंचलता किसी स्थिति में अधिक थी और किसी स्थिति में कम थी। खड़ी स्थिति में चंचलता सर्वाधिक थी। वैज्ञानिकों ने पाया की ग्रेविटेशन का हमारे शरीर पर प्रभाव पड़ता है। पिरामिड पर शोध करते हुए पाया कि पिरामिड अपनी विशेष आकृति के कारण एक विशेष ऊर्जा से युक्त है, जैसे एक मंदिर की आकृति है। नीचे से चौड़ी व ऊपर से संकरी। इसी प्रकार योग में भी ध्यान के जो आसन प्रयोग किए जाते हैं सुखासन, पद्मासन, सिद्धासन आदि भी पिरामिड व मंदिर की तरह नीचे चौड़े व ऊपर की ओर संकरे होते हैं। वैज्ञानिकों ने पाया कि शरीर की इस स्थिति में मन शीघ्रता से शान्त हो जाता है और गुरुत्वाकर्षण का प्रभाव शरीर पर ज्यादा नहीं होता।

4. प्राणायाम

योग की वैज्ञानिक प्रक्रिया का चतुर्थ अंग है, प्राणायाम। आसन के द्वारा जब हमारा शरीर शांत अवस्था में आ जाए तब शरीर की शांत अवस्था में श्वास को नियमित व नियंत्रित किया जा

सकता है। मानसिक व आध्यात्मिक उन्नति के साथ शारीरिक उन्नति के लिए भी प्राणायाम एक विशेष महत्त्व रखता है। सामान्य अर्थों में श्वास के नियंत्रण को प्राणायाम कहा गया है। प्राणायाम शब्द दो शब्दों 'प्राण' और 'आयाम' से मिलकर बना है। 'प्राण' यह हमारी जीवन शक्ति है और 'आयाम' शब्द का अर्थ प्राणगति का विस्तार तथा ऐच्छिक नियंत्रण है। प्राणायाम को परिभाषित करते हुए योग सूत्र में कहा गया है कि-

'तास्मिन सतिश्वास प्रश्वासयोर्गति
विच्छेदः प्राणायामः ॥' (योगसूत्र-2/49)

अर्थात् श्वास प्रश्वास की गति का विच्छेद प्राणायाम है। सामान्यतः लोग जिस प्राणायाम की विधियों से परिचित हैं वे प्राणायाम हठयोग की परम्परा के प्राणायाम हैं। जैसे भस्त्रिका, उज्जयी, शीतली, शीतकारी, सूर्यभेदी, प्लावनी, मूर्च्छा, भ्रामरी प्राणायाम आदि। परन्तु महर्षि पतंजलि ने जिस प्राणायाम का वर्णन किया है वे निम्न चार प्रकार के हैं-

1. **ब्राह्य प्राणायाम**- प्राणवायु को बाहर निकालकर रोकना।
2. **आश्यान्तर वृत्ति प्राणायाम**- प्राणवायु को भीतर ले जाकर उसे वहीं रोकना।
3. **स्तभ्यवृन्ति प्राणायाम**- श्वास की गति को स्तम्भित करना।
4. **विषय क्षेपी**- बाहर और भीतर के विषयों का त्याग कर देने से अपने आप होने वाला प्राणायाम। जब तक शरीर में वायु है। तब तक जीवन है। वायु का निष्क्रमण ही मरण है। अतः वायु का निरोध करना चाहिए।

प्राणायाम का वैज्ञानिक आधार

हठयोग प्रदीपिका में कहा गया है कि-

'चले वाते चलं चित्तं निश्चले निश्चलं भवेत्।
योगी स्थाणुत्वमाप्नोति तलो वायु निरोधयेत॥'

अर्थात् प्राणों के चलायमान होने पर चित्त भी चलायमान हो जाता है और प्राणों के निश्चल होने पर मन भी स्वतः निश्चल तथा स्थाणु हो जाता है। अतः योगी को श्वास पर नियन्त्रण करना चाहिए।

इस प्रकार कह सकते हैं कि श्वास का चित्त की स्थितियों पर प्रभाव पड़ता है। प्रयोगों और अनुभवों में देखा जाए तो क्रोध में, कामवासना में, भय में, उद्विग्नता आदि मनोभाव में श्वास की गति अस्थिर व भिन्न-भिन्न होती है। प्रेम में, करुणा में, मैत्री में, भावुकता आदि मन की वृत्तियों में श्वास की गति भिन्न होती है। मन की भाव दशा और श्वास प्रक्रिया के

बीच एक गहन संबंध है। मन की भाव दशा बदलने से श्वास की गति तत्काल परिवर्तित व प्रभावित हो जाती है। जब मन की भिन्न दशाओं में श्वास की गति अव्यवस्थित हो सकती है तो क्या यह संभव नहीं है कि यदि श्वासों पर नियन्त्रण कर लिया जाये तो मन व उसकी वृत्तियों को नियंत्रित किया जा सकता है। यह घटना संभव है, श्वास नियन्त्रण से। इसी कारण योग प्राणायाम को एक महत्त्वपूर्ण अंग मानता है।

5. प्रत्याहार

प्रत्याहार योग का पांचवां अंग है। प्रत्याहार दो शब्दों से मिलकर बना है, प्रति + आहार। प्रति का अर्थ इन्द्रियों से है व आहार का अर्थ इन्द्रियों के भोगे जाने वाले विषयों से है। योग सूत्र में प्रत्याहार की परिभाषा देते हुये कहा गया है कि इन्द्रियों की बाह्य वृत्तिओं को सब ओर से समेट कर मन में विलीन करने के अभ्यास का नाम प्रत्याहार है। इन्द्रियों को विषयों की ओर न जाने देना ही प्रत्याहार है। हमारी इन्द्रियों की ऊर्जा बाहर की तरफ गति करती रहती है। बाहर जाती ऊर्जा को अंदर की ओर मोड़ना, गति देना ही प्रत्याहार है। प्रत्याहार का अर्थ है अब हमारी इन्द्रियां संसार में भाग नहीं रही हैं। भटक नहीं रही हैं। अब अंदर अपने केंद्र की ओर लौट रही हैं। प्रत्याहार से इन्द्रियां वश में होती हैं।

6. धारणा

प्रत्याहार के द्वारा जब इन्द्रियां अंतर्मुखी हो जाती हैं तो उसके बाद योग का छठा चरण धारणा या अंग आता है। चित्त को किसी स्थान विशेष विषय में बांधना धारणा कहलाता है। चित्त का किसी स्थान विशेष जैसे- नाभि, नासिकाग्र, भ्रकुटी, ब्रह्मरंध्र, चन्द्र, तारे, वृक्ष, मोमबत्ती की लौ आदि पर स्थिर करना धारणा है। किसी एक बिंदु पर एकाग्र होना धारणा है। सारे मंदिर, धारणा के अभ्यास के लिए निर्मित किये गये। यदि हम किसी विषय पर ध्यान कर रहे हैं तो वह धारणा है। धारणा का अर्थ है धारण करने की क्षमता।

मन का एकाग्र होना एक बहुत कठिन बात है। हमारे भीतर असंख्य विचार हमेशा गतिमान रहते हैं। यदि हम मन को एकाग्र करने बैठें तो मन निर्विचार नहीं होता है। तब मन को एकाग्र करने के लिये योग में धारणा का अभ्यास बताया गया है। किसी एक ही विचार के साथ लंबे समय तक स्थिर रहना, एक विचार को लंबे समय तक धारण किये रखना 'धारणा' है। धारणा के अभ्यास से विचारों पर अंकुश लगता है। जिससे मन के भागने के कारण हमारी जो ऊर्जा हर समय नष्ट होती रहती है, उसका नष्ट होना थोड़ा कम होने लगता है और मानसिक एकाग्रता की प्राप्ति होती है। योग के अगले चरण ध्यान के लिये भी धारणा के अभ्यास की आवश्यकता होती है। इसे एक उदाहरण से भी समझें। सूर्य से हमें प्रकाश किरणों के द्वारा ऊर्जा प्राप्त होती है। सूर्य से जो किरणें पृथ्वी पर आती हैं वे चारों ओर फैलती

हुई आती हैं। परंतु कई बार छोटे बच्चे एक लैंस के उपयोग से उन किरणों को एक बिन्दु पर एकाग्र करके कागज जला देते हैं। जैसे ही किरणें एक बिन्दु पर एकत्रित हुईं, शक्तिशाली हो गयीं। इसी प्रकार धारणा के अभ्यास में विचारों को एक बिंदु पर एकाग्र करके स्वयं को सामर्थ्यवान बनाकर ध्यान के योग्य बनाना है।

7. ध्यान

योग का सातवां अंग ध्यान है। अनावश्यक कल्पना व विचारों को मन से हटाकर शुद्ध व निर्मल मौन में चले जाना ध्यान है। योग सूत्र में ध्यान को परिभाषित करते हुए कहा गया है कि 'धारणा में चित्त जिस वस्तु में लगता है वह वृत्ति इस प्रकार समान प्रवाह से लगातार बहती रहे कि दूसरी कोई और वृत्ति बीच में न आये, तब उसको ध्यान कहते हैं।' एक बिंदु पर की गयी धारणा जब सतत प्रवाह में बहने लगती है तो ध्यान कहलाती है। धारणा में हम जिस बिंदु पर एकाग्र हैं, ध्यान में वह बिंदु भी छूट जाता है। अधिकांश लोग समझते हैं कि ध्यान की कोई विधि नहीं होती है विधि तो धारणा की हो सकती है। बहुत से सद्‌गुरु ध्यान की तरह-तरह की विधियां बताते हैं और कहते हैं कि कुछ समय के लिये ईश्वर का ध्यान करो। ईश्वर का स्मरण तो किया जा सकता है, ध्यान नहीं। ध्यान है विचारों व क्रियाओं से मुक्त होना। जैसे-जैसे ध्यान गहन होता है व्यक्ति साक्षी भाव में स्थिर होने लगता है। ध्यान में इंद्रियां मन के साथ विलीन होने लगती हैं। मन बुद्धि के साथ होने लगता है और बुद्धि आत्मा में लीन होने लगती है।

ध्यान का विज्ञान

आज वैज्ञानिक खोजों व अनुसंधानों से ज्ञात है कि ध्यान मनुष्य को स्वास्थ्य प्रदान करता है। हम सामान्यत: यह सोचते हैं कि बीमारी का संबंध शरीर से होता है। बीमारी शरीर में आती है। मनोवैज्ञानिक कहते हैं कि बीमारी शरीर में ही नहीं मन में भी उत्पन्न होती है। मनोवैज्ञानिकों का कथन है कि मनुष्य मन भी है और शरीर भी है। आचार्य रजनीश इस संबंध में कहते हैं कि आत्मा का जो हिस्सा हमारी इंद्रियों की पकड़ में आ जाता है उसका नाम शरीर है तथा आत्मा का जो हिस्सा हमारी इंद्रियों की पकड़ के बाहर रह जाता है उसका नाम आत्मा है। अदृश्य शरीर का नाम आत्मा है तथा दृश्य आत्मा का नाम शरीर है ये दो चीजें नहीं हैं ये दो अस्तित्त्व नहीं हैं बल्कि एक ही अस्तित्त्व की दो भिन्न तरंग अवस्थायें हैं।

इस प्रकार समझा जा सकता है कि यदि शरीर में कोई बीमारी है तो उसका प्रभाव अंतस में भी पड़ता है और अंतस में कुछ घटित हो तो उसका प्रभाव बाहर शरीर में पड़ेगा। जिस प्रकार यदि किसी बड़े तलाब में पत्थर फेंकने से उसमें जो तरंग व कंपन्न पैदा होंगे वे तरंग व कंपन्न तालाब के अंतिम छोर तक पहुंच जायेंगे। और कभी-कभी ये कंपन्न वापस वहीं

लौट आयेंगे जहां कंपन्न का केंद्र था। उसी प्रकार यदि मनुष्य के शरीर में कुछ घटित हो तो उसका प्रभाव अन्त:करण, आत्मा व मन तक भी पहुंच जायेगा और यदि मन व आत्मा में कोई परिर्वतन हो तो उसका प्रभाव शरीर में भी होगा। शरीर में जो व्याधि है उसकी चिकित्सा तो दवाइयों से की जा सकती है लेकिन दवाईयों से अन्त:करण की चिकित्सा तो नहीं की जा सकती। प्राकृतिक चिकित्सा के 10 मूलभूत सिद्धातों में से एक सिद्धांत है कि कोई भी चिकित्सा आत्मा, मन व शरीर तीनों की होनी चाहिए। तब प्रश्न उठता है कि आत्मा व मन की चिकित्सा किसके द्वारा की जाये। इनकी चिकित्सा की औषधि है 'ध्यान'। तो कहा जा सकता है कि यदि मनुष्य को पूर्ण स्वास्थ प्राप्त करना है तो औषधि के साथ-साथ ध्यान भी परम आवश्यक है।

8. समाधि

समाधि योग का आठवां व अंतिम अंग है। जब योगी को अपने ध्येय विषय व स्वयं का कुछ भी ज्ञान नहीं रहता तब यह स्थिति 'समाधि' कहलाती है। दूसरे शब्दों में कहें तो जब ध्यान का अनुभव इतना गहरा हो जाता है कि अपने होने का आभास शून्य जैसा हो जाता है तो वह अवस्था समाधि कहलाती है। समाधि ऐसी स्थिति है, जहां सारी व्याधियों का समाधान हो जाता है। समाधि पूर्ण स्वास्थ्य है।

मस्तिष्क का एक भाग भावनाओं से युक्त होता है। व दूसरा भाग बुद्धि व विचारों से युक्त। जब किसी कारण से दोनों के बीच असंतुलन उत्पन्न हो जाता है तब हमारे विचार तथा भावनाओं में सामन्जस्य उत्पन्न नहीं होता। इस तरह मस्तिष्क की क्रिया में असंतुलन होने से उलझन व कष्ट पैदा होते हैं। समाधि की स्थिति में इन सबका उपाय हो जाता है और दिव्य शक्ति व ज्ञान की प्राप्ति होती है।

योग के इन 8 अंगों में प्रथम 5 यम, नियम, आसन, प्राणायाम, बर्हिरंग साधन व अंतिम 3 धारणा, ध्यान, समाधि अंतरंग साधन कहलाते हैं। धारणा, ध्यान, समाधि के साथ एकत्रित होने को योग में संयम कहा है जब धारणा, ध्यान, समाधि एक ही विषय में करनी हो तो यह भी संयम कहलाता है।

इस प्रकार देखें तो योग के अतिरिक्त जीवन के परम सत्य तक पहुंचने का कोई उपाय नहीं है। योग धर्म के विज्ञान की एक क्रमिक प्रक्रिया है। योग विश्वासों का नहीं अपितु जीवन के सत्यों की खोज की दिशा में किये गये वैज्ञानिक प्रयोगों की सूत्रबद्ध प्रणाली है। योग में यम का संबंध अपने व समाज के मध्य में प्रेम से है तथा नियम व आसन का संबंध शरीर से है, जो शरीर व मन के मध्य एक सेतु का कार्य करता है। प्राणायाम फिर मन को नियन्त्रण करने व साधने की तैयारी होती है। प्रत्याहार व धारणा से उसके बाद ध्यान मन व आत्मा के बीच एक सेतु की भूमिका निभाता है और अंत में समाधि है मुक्ति, एक परम

उपलब्धि, सारी समस्याओं का समाधान यही है। इस प्रकार हम कह सकते हैं कि योग पूर्णरूप से वैज्ञानिक पद्धति है।

योग की वैज्ञानिकता के पक्ष में नवीनतम खोजें व प्रमाण

आधुनिक विज्ञान के नवीनतम अनुसंधानों में भी यही सत्य प्रमाणित हुआ है कि योग विद्या एक स्वास्थ्य परक आध्यात्मिक विद्या है और अध्यात्म विद्या भी एक समग्र विज्ञान है। विज्ञान के निष्कर्षों में भी वही सत्य ध्वनित होता है जिसे भारत के महर्षियों ने अपनी आत्मचेतना में पाया था। जैसे-जैसे विज्ञान स्थूल पदार्थ से सूक्ष्म की ओर गति कर रहा है। परिणामस्वरूप ऋषि प्रणीत सूत्रों में निहित वैज्ञानिकता भी प्रकट हो रही है। योग-शास्त्र को आध्यात्मिक शास्त्र होने के साथ-साथ एक मनोविज्ञान का शास्त्र भी कहा जा सकता है, क्योंकि योग शास्त्र का प्रारंभ ही चित्त वृत्तियों के शुद्धिकरण से होता है।

भारतीय दार्शनिक चिन्तन में तो इस दिशा में प्रारम्भ से ही खोजें होती रही हैं। पाश्चात्य मनोविज्ञान भी अब इस दिशा में प्रयासरत है। पाश्चात्य मनोवैज्ञानिकों द्वारा अभी तक केवल चेतन व अचेतन मन का ही अध्ययन किया जाता रहा है। उनके द्वारा मन की इससे गहन परत 'उच्च चेतन' का अध्ययन किया जाना अभी शेष है। योग एक ऐसा विज्ञान है, जो अहंकार की मूल समस्या का समाधान करके एक उच्च ऊर्जा में विलय कर सकता है। इस उच्च ऊर्जा को कुछ और नहीं सुपर चेतन कहा गया है। उच्च चेतन को ईश्वर के समतुल्य माना जा सकता है। भारतीय दर्शनों में अंतरात्मा, ब्रह्म, प्रज्ञानम् ब्रह्म, चिदानन्दोहम, तत्त्वमसि आदि सूत्रों में जिस सत्ता को परमात्मा माना गया है उसी को विज्ञान की भाषा में 'उच्च चेतन' कहते हैं।

आधुनिक विज्ञान की एक नवीनतम खोज है 'क्वांटम कण'। ये कण सूक्ष्म एवं अनन्त ऊर्जाओं के स्रोत हैं। इन कणों ने वैज्ञानिकों को हतप्रभ व आश्चर्यचकित किया हुआ है। भारतीय योग में परमात्मा को एक अनन्त ऊर्जा स्रोत की संज्ञा दी है। इसी आधार पर सुविख्यात वैज्ञानिक माइकल टालवोल ने अपने शोध अध्ययन 'मिस्टिसिज्म एण्ड द न्यू फिजिक्स' में भारतीय तंत्र एवं योगविद्या की वैज्ञानिकता प्रमाणित की है। 'एसलीन इंस्टीट्यूट' के मनोवैज्ञानिक 'लगरैंस लीसेन' ने महर्षि पतंजलि के योगसूत्रों पर कई सफल वैज्ञानिक प्रयोग सम्पन्न किये हैं। क्वांटम कण और तरंग सिद्धान्त में ब्रह्मांड को ऊर्जा तरंगों का संगृहीत रूप माना गया है। इसके अनुसार सृष्टि का कण-कण तरंगों से निर्मित है। इसकी वैज्ञानिक व्याख्या श्रोडिंगर के कैट मत एवं जान ए हीलर की सुपर स्पेस की परिकल्पना में हुई है। इसकी व्याख्या में यही बताया गया है कि संसार के सभी क्रियाकलापों के मूल में एक ही शक्ति क्रियाशील है, जो विभिन्न रूपों में दृश्य होती है। योग व भारतीय आध्यात्म विज्ञान की धारणा ही नहीं अपितु अनुभव भी है कि कण-कण में परमात्मा की शक्ति है।

जर्मन भौतिक शास्त्री मैक्स प्लैंक ने पहली बार बताया कि प्रकाश एक तरंग नहीं वरन

क्वांटा नामक ऊर्जा ईकाई से बना है, जो प्राणतत्त्व की ओर संकेत करता है और यदि भारतीय योग में देखें तो योग में प्राण का महत्त्व सर्वविदित है।

इस युग के बौद्धिकता के शिखर समझे जाने वाले स्टीफेन हॉकिन्स ने स्पष्ट किया कि ब्लैक होल में स्पेसटाइम समाप्त हो जाता है। यदि योग की दृष्टि से इस बात को देखें तो यह समाधि की स्थिति है जिसमें समय शून्य हो जाता है।

इसके अतिरिक्त स्टीफेन हॉकिन्स ने बताया कि ब्लैक होल त्रिआयामी होता है और इसकी पूंछ में फोटान कण घूमते रहते हैं। वैज्ञानिक माइकल टालबोल ने इसकी समानता कुण्डलिनी शक्ति से स्थापित करने का प्रयास किया है। उनके अनुसार कुण्डलिनी शक्ति भी ब्लैक होल के समान सोई पड़ी है परंतु जब जागृत होती है तो प्रचण्ड बलयाकार तरंगों के सदृश ऊपर उठती है। ब्लैक होल व कुण्डलिनी दोनों ही अपरिमित एवं अनन्त शक्ति के भंडार होते हैं। दोनों की ही गति को वलयाकार माना गया है। जॉन ए हीलर ने अपने शोध 'द सूपर नेचर एण्ड द नेचर ऑफ क्वाण्टम जिआ मेट्रोडायनेमिक्स' में अंतरिक्ष का जो वर्णन किया है उसे माइकल टालबोल ने शिव की जटा के समान बताया है और कहा है कि जैसे शिव की जटा को खोला और समेटा जा सकता है उसी तरह विद्युत धाराओं व वार्महोल का संकुचन व प्रसार सम्भव है। यदि योग शास्त्र की दृष्टि से देखें तो यह सहस्रार का चक्र जाग्रत होने का वर्णन हो सकता है।

आधुनिक विज्ञानवेत्ता क्वाण्टम के तरंग व कण सिद्धान्त को योग के नाद व बिंदु के सिद्धान्त के समान मानते हैं। उनका मानना है कि नाद का अर्थ है तरंग और बिन्दु का अर्थ है कण। ब्रह्माण्ड के निर्माण के साथ चेतना का प्रवाह तरंग या नाद के रूप में हुआ। यदि दूसरी ओर देखें तो भारत के आध्यात्मविद समस्त जगत की अभिव्यक्ति का कारण शब्द या नाद ब्रह्म को मानते हैं।

वैज्ञानिकों का यह भी मानना है कि प्रकृति के अंतराल में एक ध्वनि प्रतिक्षण गुंजायमान होती रहती है जिसके कारण परमाणुओं में पारस्परिक संघात द्वारा गति उत्पन्न होती है और सृष्टि का समस्त क्रियाकलाप चलता है। यदि योग की दृष्टि से देखें तो यह ध्वनि ही 'ओउम्' है जिसे योग सूत्र में वाचक शब्द 'प्रणव' कहा गया है।

सत्प्रेम ने 'द एडवेंचर ऑफ कांशसनेस' में कहा है कि चेतना का विस्तार पदार्थ जगत की बहुआयामी सृष्टि करता है यह वही ऊर्जा है, जो जड़ एवं चेतना सभी को बांधे रखती है। इसे ही 'कांशस फोर्स' या 'चेतना बल' कहा गया है। श्री अरविन्द ने अपने ग्रन्थ 'सिन्थेसिस ऑफ योग' में इस शक्ति को ब्रह्मांडीय चेतना का नाम दिया है। सर्वत्र एक ही शक्ति प्रवाहित होती रहती है। सृष्टि का एक भी कण इसके बाहर नहीं है। सर्वत्र एक ही शक्ति है दो नहीं। अत: एक छोटे से कण के शक्तिहीन हो जाने से समूचा ब्रह्मांड ही शक्तिहीन हो जाता है।

आइंस्टीन का सूत्र- $E = Mc^2$ में इसी तत्त्व का प्रकटीकरण हुआ है।

जॉन.सी. लीली ने अपने ग्रंथ 'द ह्यूमैन कम्प्यूटर' में मानव मन को शक्तिशाली तरंग के रूप में निरूपित किया है। योग शास्त्र में तो प्रारम्भ से ही मन को चंचल कहा गया है। और इसको एकाग्र करने का उपाय भी बताया गया है। यदि उपरोक्त तथ्यों को समझा जाये तो पाश्चात्य वैज्ञानिकों ने यह खोजें बाह्य उपकरणों की सहायता से की। परंतु भरतीय मनीषियों ने ये खोजें समाधि की स्थिति में ज्ञान प्रकट होने से की, क्योंकि भारतीय ऋषियों को एक रहस्य प्रकट हो गया था कि जो पिण्ड अर्थात् शरीर में है। वही ब्रह्मांड में व्याप्त है।

यदि निष्कर्ष रूप में देखा जाए तो प्राचीन काल के ये आध्यात्मिक निष्कर्ष आधुनिक विज्ञान के प्रयोगों की कसौटी पर भी सर्वथा सत्य प्रमाणित हो रहे हैं। आध्यात्मिक सत्यों की वैज्ञानिक प्रमाणिकता के आधार पर यह कहने में कोई अतिश्योक्ति नहीं होगी कि योग एक सर्वांगीर्ण विज्ञान है। यह वर्तमान विज्ञान से निःसंदेह उच्च स्तरीय एवं उन्नत तो है ही और इसका सार्थक अनुशीलन निश्चित रूप से भारत को पुनः विश्वगुरु बनाने में सहायक होगा।

योग का महत्त्व

अधिकतर लोग योग को धर्म-अध्यात्म एवं बुजुर्गों द्वारा किए जाने वाले शारीरिक आसनों से जोड़कर ही देखते हैं, तो कोई सोचता है कि योग स्वयं को निरोगी रखने का अति प्राचीन 'आउट डेटिड' तरीका है। वास्तव में योग है क्या, यह कैसे काम करता है तथा इसका उपयोग कितना कारगर है? बता रहे हैं योगाचार्य भगवान देव जी।

योग भारतीय संस्कृति की प्राचीनतम पहचानों में से एक है। यही वह विज्ञान है जिसके बलबूते पर भारत न केवल कभी सोने की चिड़िया कहलाता था बल्कि विश्वगुरु बनकर भी उभरा था। भगवान शंकर के बाद वैदिक ऋषि-मुनियों से ही योग का प्रारंभ माना जाता है। बाद में कृष्ण, बुद्ध, महावीर आदि ने भी इसे अपनी तरह से विस्तार प्रदान किया, जिसे आगे चलकर पतंजलि ने सुव्यवस्थित कर लिखित रूप दिया और योग सूत्र की रचना की, जोकि मनुष्य के लिए किसी वरदान से कम नहीं है।

भारतीय धर्म और दर्शन में योग का अत्यधिक महत्त्व है। आध्यात्मिक उन्नति या शारीरिक और मानसिक स्वास्थ्य के लिए योग की आवश्यकता व महत्त्व को प्राय: सभी दर्शनों एवं भारतीय धार्मिक सम्प्रदायों ने एकमत व मुक्तकंठ से स्वीकार किया है। अनादिकाल से भारतभूमि योग भूमि के रूप में विख्यात रही है। यहां का कण-कण, न जाने कितने योगियों की योग-साधना से आप्लावित हुआ है। योगियों की गहन योग-साधना के कारण यहां की माटी धन्य है और धन्य है यहां की हवाएं, जो योग-साधना के शिखर पुरुषों की साक्षी हैं।

संसार के प्रथम ग्रंथ ऋग्वेद में कई स्थानों पर यौगिक क्रियाओं के विषय में उल्लेख मिलता है। भगवान शंकर के बाद वैदिक ऋषि–मुनियों से ही योग का प्रारम्भ माना जाता है। इसके पश्चात पतंजलि ने इसे सुव्यवस्थित रूप दिया। भगवान महावीर, बुद्ध एवं आदि शंकराचार्य की साधना ने इस माटी को कृतकृत्य किया था। इस महान भूमि ने योग की गंगा को समूची दुनिया में प्रवाहित करके मानवता पर महान उपकार किया है।

भारतीय धरा का कण–कण विवेकानंद की विवेक–साधना की साक्षी है। क्रांत योगी से बने अध्यात्म योगी श्री अरविन्द की ज्ञान साधना साक्षी है। योग साधना की यह मंदाकिनी न कभी यहां अवरुद्ध हुई है और न ही कभी अवरुद्ध होगी। इसी योग मंदाकिनी से आज समूचा विश्व आप्लावित हो रहा है, निश्चित ही यह सम्पूर्ण मानवता के लिये एक शुभ संकेत है। विश्व योग दिवस की सार्थकता इसी बात में है कि सामाजिक व्यक्ति से विश्व में मानवता का कल्याण हो। सचमुच योग वर्तमान की सबसे बड़ी जरूरत है। लोगों का जीवन योगमय हो, इसी से युग की धारा को बदला जा सकता है। गीता में लिखा भी है, योग स्वयं की स्वयं के माध्यम से स्वयं तक पहुंचने की यात्रा है।

किसी भी व्यक्ति की जीवन–पद्धति, जीवन के प्रति दृष्टिकोण, जीवन जीने की शैली, ये सब उसके विचार और व्यवहार से ही संचालित होते हैं। आधुनिकता की अंधी दौड़ में, एक–दूसरे के साथ कदमताल से चलने की कोशिश में मनुष्य अपने वास्तविक रहन–सहन, खान–पान, बोलचाल तथा जीने के सारे तौर–तरीके भूल रहा है। यही कारण है, वह असमय में ही भांति–भांति के मानसिक/भावनात्मक दबावों का शिकार हो रहा है। मानसिक संतुलन गड़बड़ा जाने से शारीरिक व्याधियां भी अपना प्रभाव दिखाने लगती हैं। जितनी ही आर्थिक संपन्नता बढ़ी है, सुविधादायी संसाधनों का विकास हुआ है, जीवन उतना ही अधिक बोझिल बना है। तनावों/दबावों के अंतहीन सिलसिले ने मानवीय विकास की जड़ों को हिला कर रख दिया है। योग ही एक माध्यम है, जो जीवन के असन्तुलन को नियोजित कर जीवन में शांति, स्वस्थता, संतुलन एवं खुशहाली का माहौल निर्मित करता है।

आधुनिक युग में योग का महत्त्व बढ़ गया है। इसके बढ़ने का कारण व्यस्तता और मन की व्यग्रता है। आधुनिक मनुष्य को आज योग की ज्यादा आवश्यकता है, जबकि मन और शरीर अत्यधिक तनाव, वायु प्रदूषण तथा भागमभाग के जीवन से रोगग्रस्त हो चला है। आधुनिक व्यथित चित्त या मन अपने केंद्र से भटक गया है। उसके अंतर्मुखी और बहिर्मुखी होने में संतुलन नहीं रहा। अधिकतर अति–बहिर्मुखी जीवन जीने में ही आनंद लेते हैं, जिसका परिणाम संबंधों में तनाव और अव्यवस्थित जीवनचर्या के रूप में सामने आया है।

योग का महत्त्व इसलिए भी बढ़ गया है कि मनुष्य जाति को अब और आगे प्रगति करना है तो योग सीखना ही होगा। अंतरिक्ष में जाना है, नए ग्रहों की खोज करनी है। शरीर और मन को स्वस्थ और संतुलित रखते हुए अंतरिक्ष में लम्बा समय बिताना है तो विज्ञान को योग की महत्ता को समझना होगा।

दरअसल योग भविष्य का धर्म और विज्ञान है। भविष्य में योग का महत्त्व बढ़ेगा। यौगिक क्रियाओं से वह सब कुछ बदला जा सकता है, जो हमें प्रकृति ने दिया है और वह सब कुछ पाया जा सकता है, जो हमें प्रकृति ने नहीं दिया है।

योग और विज्ञान का मिश्रण

कहते हैं कि दुनिया की कुल आबादी में लगभग दस करोड़ व्यक्ति किसी न किसी मनोरोग से पीड़ित हैं। एक अध्ययन के अनुसार अकेले भारतवर्ष में ही दो करोड़ से अधिक लोग मनोरोगी हैं। जाने-अनजाने प्रत्येक व्यक्ति किसी न किसी मनोरोग से सदा पीड़ित रहता है। चिंता, घबराहट, नींद की कमी, निराशा, चिड़चिड़ापन, नकारात्मक सोच-ये सब मनोरोग के लक्षण हैं। यह मानसिक पंगुता की शुरुआत है। इससे मस्तिष्क कुंठित हो जाता है। बौद्धिक स्फुरणा अवरुद्ध हो जाती है। दिमागी मशीनरी के जाम होते ही शरीर-तंत्र भी अस्त-व्यस्त और निष्क्रिय हो जाता है। असंतुलित मन स्वयं रोगी होता है और तन को भी रोगी बना देता है। इस तरह एक बीमार एवं खंडित समाज का निर्माण हो रहा है, जिसे योग के माध्यम से ही संतुलित किया जा सकता है।

आज यौगिक विज्ञान जितना महत्त्वपूर्ण हो उठा है, इससे पहले यह कभी इतना महत्त्वपूर्ण नहीं रहा। आज हमारे पास विज्ञान और तकनीक के तमाम साधन मौजूद हैं, जो दुनिया के विध्वंस का कारण भी बन सकते हैं। ऐसे में यह बेहद महत्त्वपूर्ण हो जाता है कि हमारे भीतर जीवन के प्रति जागरूकता और ऐसा भाव बना रहे कि हम हर दूसरे प्राणी को अपना ही अंश महसूस कर सकें, वरना अपने सुख और भलाई के पीछे की हमारी दौड़ सब कुछ बर्बाद कर सकती है। इन्हीं भावों के साथ 'अहिंसा विश्व भारती', विश्व में योग को स्थापित करने एवं अहिंसक समाज रचना के संकल्प को आकार देने के लिये प्रयत्नशील है।

इस बात से कोई इंकार नहीं कर सकता है कि इस आधुनिक युग में हम प्रकृति से दूर होते जा रहे हैं। हमारी जिंदगी मशीनों पर पूरी तरह से निर्भर हो चुकी है। हमें एहसास भी नहीं है कि हम क्या खो कर इस दुनिया की ओर तेजी से आगे बढ़ते जा रहे हैं। ऐसे में योग ही वह कारगर उपाय है, जो हमें बनावटी दुनिया से मुक्त करके प्रकृति और अध्यात्म की दुनिया की ओर ले जाता है, प्रकृतिस्थ बनाता है।

योग को समझना है महत्त्वपूर्ण

अगर लोगों ने अपने जीवन का और जीवन में योग का महत्त्व समझ लिया और उसे महसूस कर लिया तो दुनिया में व्यापक बदलाव आ जाएगा। जीवन के प्रति अपने नजरिये में विस्तार लाने, व्यापकता लाने में ही मानव-जाति की सभी समस्याओं का समाधान है। उसे निजता से सार्वभौमिकता या समग्रता की ओर चलना होगा। भारत की पहल पर संयुक्त राष्ट्र द्वारा

अंतर्राष्ट्रीय योग दिवस का आयोजन इस दिशा में एक महत्त्वपूर्ण कदम है, हमने गत वर्षों में अनेक महत्त्वपूर्ण राष्ट्रों में योग दिवस के सफलतम आयोजनों के माध्यम से दुनिया में योग का परचम फहराने का प्रयत्न किया, जो इस पूरी धरती पर मानव कल्याण और आत्मिक विकास की लहर पैदा करने की आहट थी।

योग क्या है?

योग क्या है, जब भी इस बात का जिक्र उठता है तो मन-मस्तिष्क के आगे आसन लगाए किसी वृद्ध व्यक्ति या साधु-बाबा की तस्वीर उभर आती है और हम मान बैठते हैं कि योग न केवल शरीर की विभिन्न आड़ी-तिरछी मुद्राओं का नाम है बल्कि यह धार्मिक एंव बुजुर्ग लोगों के ही करने की चीज है। नहीं! योग का संबंध किसी विशेष आयु, धर्म एवं शरीर के आसन से ही नहीं है। न ही यह कोई धार्मिक कृत्य या श्रद्धा का विषय है। यह पूर्ण रूप से विज्ञान है, जो हमें न केवल बाहर की प्रकृति एवं उसके रहस्य से जोड़ता है बल्कि भीतर छिपी अज्ञात ऊर्जा से भी एक करता है।

योग का अर्थ, शरीर द्वारा किए जाने वाले आसन से ही नहीं और भी बहुत कुछ है। योग का अर्थ है जोड़, संधि, एकात्मकता। योग संस्कृत भाषा के शब्द 'युज' से उत्पन्न हुआ है, जिसका अर्थ है 'जुड़ना'। योग हमारे शरीर मन और आत्मा के बीच संयम व संतुलन स्थापित करता है तथा हमारे जीवन को सरल और सकारात्मक बनाता है। क्योंकि भीतर-बाहर के इस जोड़ में शारीरिक आसनों की अहम भूमिका होती है। इसीलिए हमें लगता है कि योग का अर्थ व उसकी सीमा सिर्फ योगासन तक ही है।

आसन दो प्रकार के हैं। प्रथम श्रेणी के आसनों को ध्यानासन और द्वितीय श्रेणी के आसनों को स्वास्थ्यासन कहते हैं। जिस आसन में बैठ कर मन को स्थिर करने का प्रयत्न किया जाता है, उसको ध्यानासन कहते हैं और जो आसन व्यायाम निमित्त किये जाते हैं, उनको स्वास्थ्यासन कहते हैं।

पतंजलि योग सूत्र के अनुसार-

'योगश्चित वृत्तिनिरोधः'

अर्थात्- 'चित्तवृत्तियों को रोकना ही योग है।' चित्त में उठने वाली विचार तरंगों को वृत्ति (भंवर) कहते हैं। इन वृत्तियों को रोकना योग कहलाता है। वैसे 'योग' का शाब्दिक अर्थ है- जोड़। वास्तव में यह योग भी जोड़ना ही है पर किसे जोड़ना है? किससे जोड़ना है? यह प्रश्न उठने स्वाभाविक हैं।

योग का परिणाम होता है- 'आत्मा' और 'परमात्मा' का संबंध हो जाना। अतः यह आत्मा का परमात्मा से योग या जुड़ना है।

योग श्रद्धा या धर्म का विषय नहीं विज्ञान का विषय है। इसे हिंदू करे या मुसलमान, अमीर करे या गरीब, यह सबको लाभ देता है। इसको करने के लिए व लाभ पाने के लिए किसी श्रद्धा की या कर्मकाण्ड की अवश्यक्ता नहीं, बस करना भर जरूरी है। यह ऐसे ही है जैसे बुखार में 'क्रोसिन'। क्या क्रोसिन तभी असर दिखाएगी जब हमारा उसमें अटूट विश्वास होगा? नहीं आप बुखार में इसे बिना श्रद्धा के खाएं या बिना इच्छा के, भले ही आप इसे नफरत भरे मन से ही क्यों न खाएं, यह काम फिर भी करेगी। यही विज्ञान है और योग भी वही विज्ञान है जिसे किया जाए तो लाभ होगा ही। भले ही आपकी इसमें श्रद्धा हो या न हो। वो बात अलग है कि किसी काम को यदि पूरे मन व स्वीकार भाव के साथ किया जाए तो वह शीघ्र और दो गुना फल देता है।

बहरहाल यह कहना काफी है कि योग सबके लिए है और सबसे सही है।

योग का सबसे बड़ा फायदा यह है कि यदि इसे ठीक ढंग से किया जाए तो इससे कोई नुकसान नहीं होता, यह पूर्ण रूप से प्राकृतिक है। इसे वैज्ञानिक चिकित्सकों ने लाखों लोगों के रोगों पर शोध कर के पूर्ण रूप से स्वीकारा है तथा पाया है कि यह असाध्य एवं जटिल रोगों में भी कारगर है। सच तो यह है कि योग केवल रोगों को दूर करने की ही विधि या प्रक्रिया नहीं है बल्कि यह शरीर के समस्त रोगों को दूर कर मस्तिष्क को तनाव मुक्त करता है तथा आत्मा का ईश्वर से संबंध स्थापित करता है, जिसके जरिए शरीर और मन दिव्य ऊर्जा के घेरे में आता है और हमारा पूर्ण रूपांतरण होने लग जाता है।

यहां एक और बात समझ लेना जरूरी है कि शरीर और मन कहने को दो अलग-अलग चीजें हैं। सच तो यह है कि यह दो होते हुए भी एक दूसरे से जुड़े हैं, दोनों एक दूसरे को प्रभावित करते हैं। यदि हम गहराई से चिंतन करें तो हम अनुभव करेंगे कि हम शरीर और मन के अलावा भी कुछ हैं। कुछ तो है, जो हमारे शरीर और मन को नियंत्रित करता है फिर उसे हम शक्ति कहें, या चेतना या फिर आत्मा। योग शरीर और मन दोनों के साथ-साथ हमारी आत्मा को भी स्वस्थ रखता है। देखा जाए तो हमारा शरीर व मन रोगों से घिरता ही तब है जब इनका संबंध आत्मा से कमजोर होने लग जाता है। योग, मन और शरीर का अंतरात्मा से संबंध बनाने व बनाए रखने में हमारी मदद करता है। योग मनुष्य को शरीर, मन और आत्मा तीनों के स्तर पर स्वस्थ और समृद्ध करता है। योग हमारी रोग प्रतिरोधक क्षमता बढ़ाता है तथा हमें सकारात्मक ऊर्जा प्रदान करता है। इसीलिए योग एक संपूर्ण पद्धति है।

गीता में लिखा है कि 'योग स्वयं की स्वयं के माध्यम से स्वयं तक पहुंचने की यात्रा है।'

योगशब्द को भाष्यकारों ने 'वियोग', 'उद्योग' और 'संयोग' के अर्थों में भी लिया है। कुछ कहते हैं कि योग आत्मा और प्रकृति के वियोग का नाम है। कुछ कहते हैं कि यह एक विशेष उद्योग अथवा यत्न का नाम है, जिसकी सहायता से आत्मा अपने आपको उन्नति के शिखर पर ले जाती है। कुछ कहते हैं कि योग ईश्वर और जीव के संयोग का नाम है। सच

तो यह है कि योग में ये तीनों अंग सम्मिलित हैं। अन्तिम उद्देश्य संयोग है, उसके लिए उद्योग की आवश्यकता है और इस उद्योग का स्वरूप ही यह है कि प्रकृति से वियोग किया जाए।

योग की प्रयोगशाला हमारी अपनी देह है, देह में मन, बुद्धि, चित्त, अहंकार, ये साधन चतुष्टय यन्त्र रूप हैं। यदि हमें आत्मा में विश्वास है तो हमें आत्मा का अनुभव साक्षात् करना व साक्षात् होना चाहिए, अन्यथा आत्मा में विश्वास नहीं करना चाहिए। साथ ही योग में प्रविष्ट होने के लिए आवश्यक है कि देह शुद्ध और स्वस्थ हो, भोजन शुद्ध व सात्त्विक हो।

योग एक लाभकारी औषधि है

हमारे यहां व्यायाम के नाम पर आज रिवाज दण्ड बैठक लगाने का है। दण्ड बैठक बलवर्धक भले ही हों, लेकिन वैज्ञानिक दृष्टि से स्वास्थ्यवर्धक तो हैं ही नहीं, अपितु शारीरिक स्वास्थ्य के लिए हानिकारक सिद्ध होते हैं, क्योंकि इनमें गर्दन, छाती, भुजाओं तथा जांघों पर अतिरिक्त दबाव पड़ता है। दबाव के कारण इन स्थानों पर इतना अधिक रक्त आ जाता है कि पेशियों के बारीक-बारीक तंतु रक्त की अधिकता के कारण फट जाते हैं और वहां खून जमा हो जाता है। इसी कारण कसरती व्यक्ति की भुजा, छाती और जांघों की पेशियां उभर कर सख्त हो जाती हैं।

स्वास्थ्य की दृष्टि से पेशियों के अंदर लचक होनी चाहिए ताकि वे अपना काम सुचारु रूप से कर सकें। सख्ती से तो कुछ समय बाद पेशियों की क्रियाशीलता ही समाप्त हो जाती है। इसके अतिरिक्त इन व्यायामों से दिल, फेफड़ों पर भी बहुत अधिक जोर पड़ता है- दिल की धड़कन बहुत अधिक तेज हो जाती है, श्वास-प्रश्वास बहुत तेजी से होने लगता है।

कहना न होगा कि इन व्यायामों से शरीर की जो स्थायी क्षति होती है वह जीवन में फिर कभी पूरी नहीं होती।

उदाहरण के तौर पर

आपने कलाबाजी करने वाले नटों को देखा होगा- वे उल्टे टंग जाते हैं, उल्टे खड़े हो कर हाथों के बल चलते हैं, तो कहीं टांग मोड़ कर बिच्छु की तरह चलते हैं, कहीं मोर की चाल दिखाते हैं तो कहीं ऊंट की। इन लोगों की शरीर का सन्तुलन बड़े गजब का होता है। सिर पर दो-दो चार-चार घड़े रखकर ये एक पैर से बांस पर खड़े हो जाते हैं तो कहीं ये रस्सी पर दौड़ते हैं। गरज यह कि इनका शरीर रबड़ की तरह लचीला एवं सधा हुआ होता है। नटों के ये करतब आजकल प्राय: सरकस में दिखाये जाते हैं। ये कलाबाज लोग न तो दण्ड बैठक ही करते हैं और न ही कुश्ती लड़ते हैं। इनके शरीर में कभी आपने मोटापन या उभरी हुई मांसपेशियां नहीं देखी होंगी, अपितु इनका बदन सुडौल सधा हुआ होता है। ये हमेशा स्वस्थ और निरोग रहते हैं। यूं तो इनके अभ्यास को योगासनों की संज्ञा तो नहीं दी जा सकती,

किन्तु सिद्धान्त योगासनों का ही होता है। अर्थात् खिंचाव के व्यायाम द्वारा पेशियों में लचक पैदा करना और जैसा कि प्राय: योगासनों में होता है, ये लोग भी रीढ़ की हड्डी का व्यायाम अधिक करते हैं।

चूंकि कलाबाजी ही इनका पेशा होता है, इसलिए बचपन से ही इन्हें कलाबाजी का अभ्यास कराया जाता है और जवान होने तक नट शरीर के पेशी संचालन का मालिक बन जाता है। योगासनों में भी भिन्न-भिन्न अंगों और अवयवों की पेशियों और स्नायुओं में खिंचाव पैदा करते हैं। किन्तु यह खिंचाव पेशियों अथवा स्नायुओं पर कोई एक-आध घंटे नहीं रहता, अपितु प्रत्येक आसन चन्द मिनट में ही किया जाता है। इस प्रकार के खिंचाव से पहले अंग विशेष की पेशियों की रक्तवाहिनियों में खून कम होता है और खिंचाव हट जाने पर वहां अधिक रक्त आता है, जिससे अमुक स्थान या अंग को अच्छा पोषण मिलता है।

योग द्वारा हड्डियां लचीली होती हैं

इस प्रकार प्रतिदिन आसन अभ्यास से शरीर के स्नायु और पेशियां लचीली बनती जाती हैं, जिससे उनकी क्रियाशीलता सचेत बनी रहती है, रक्त प्रवाह शुद्ध और स्वच्छ बना रहता है। इसके अतिरिक्त चूंकि आसनों द्वारा रीढ़ की हड्डी का अच्छा व्यायाम होता है और मेरुदंड से अनैच्छिक स्नायु भी कम निकलते हैं, इसलिए अनैच्छिक पेशियों और अनैच्छिक स्नायुओं का भी व्यायाम हो जाता है, जबकि संसार के किसी भी दूसरे व्यायाम में अनैच्छिक पेशियों और स्नायुओं को हरकत करने की कोई भी विधि नहीं है।

अब जहां तक आसनों का संबंध है, ये योगासन वस्तुत: लगभग चालीस-पचास वर्षों से ही अधिक प्रचार में आये हैं। इससे पूर्व तो योगाभ्यासी लोग इन्हें योग की क्रिया मान कर सर्वसाधारण से गुप्त ही रखते थे, किन्तु अब कुछ उदारचेता योगाभ्यासियों ने जनधारण में भी इनका प्रचार बढ़ाया है।

आसन योग का तीसरा अंग है, और समष्टि रूप से आसनों को 'हठयोग' की संज्ञा दी जाती है। योगसाधना के लिए शरीर का शुद्ध और स्वच्छ होना आवश्यक है। यदि शरीर गंदा और अस्वस्थ होगा तो उसमें मन और बुद्धि शुद्ध रूप में नहीं रह सकती। शारीरिक आरोग्य और शुद्धि वस्तुत: योगसाधना के लिये पहली सीढ़ी है। इसलिए हमारे पूर्वजों ने आसनों का आविष्कार भारी बुद्धिमता और वैज्ञानिकता से किया है। शरीर और स्वास्थ्य संबंधी तथ्यों को ध्यान में रखकर आसन विधि की रचना में हमारे पूर्वजों ने भारी दूरदर्शिता और सूक्ष्म बुद्धि का परिचय दिया है।

तनाव में योग का योगदान

वास्तव में अतिरिक्त चिंता, भावुकता, समस्याओं पर अधिक सोच-विचार और परेशानियां हमारे स्नायु तंत्र को कमजोर बना देती हैं और इस कमजोरी के कारण ही वे तनाव के शिकार

होते हैं। इतना ही नहीं, इस स्नायविक दुर्बलता का असर हमारे शरीर के मुख्य अंगों को भी विकृत बना देता है। मधुमेह (डायबिटीज), ऊंचा रक्तचाप, हृदय के रोग, गठिया, अनिद्रा आदि सब स्नायुविक दुर्बलता से पैदा होने वाले विकार हैं।

स्नायु दुर्बलता का एकमात्र इलाज है स्नायुओं को आराम देना अथवा ढीला छोड़ना, जिसे अंग्रेजी में 'रिलैक्सेशन' कहते हैं। 'रिलैक्सेशन' अथवा स्नायु-विश्राम का कार्य योगासनों के व्यायाम से अनायास ही पूरा हो जाता है, क्योंकि प्रत्येक आसन मुद्रा में मासपेशियों और स्नायुओं पर खिंचाव पड़ता है और उसी के जोड़े की दूसरी मुद्रा में से पेशियां और स्नायु ढीले पड़ जाते हैं और विश्राम पाते हैं। अतएव आसन व्यायाम से स्वभावतया विश्राम पा कर स्नायुमंडल सशक्त बनता है, शरीर का तनाव समाप्त हो जाता है, साथ ही तनाव से उत्पन्न होने वाले दूसरे गंभीर विकार भी ठीक होते हैं। योगासनों के लिए कोई उम्र की कैद नहीं होती। आप चाहे जिस उम्र से गुजर रहे हों- आसनों का अभ्यास प्रारम्भ कर सकते हैं। यों बारह तेरह वर्ष तक की उम्र के बच्चों को आसनों की अथवा किसी दूसरे व्यायाम की आवश्यकता नहीं होती। इस उम्र तक बच्चा भाग-दौड़ और खेलकूद से अपना व्यायाम पूरा कर लेता है, लेकिन इसके बाद की अवस्था अर्थात् किशोरवय से उसकी ये शारीरिक हलचलें कम होने लगती हैं। दरअसल इसी उम्र से उसको आसनों का अभ्यास करना आरम्भ कर देना चाहिए। इस उम्र में शारीरिक धातुओं के मुलायम होने के कारण बालक बहुत जल्दी आसन सिद्ध कर लेता है। लेकिन उसके बाद युवावस्था में भी आसन अभ्यास प्रारम्भ करने में कोई दिक्कत नहीं आती।

हां, प्रौढ़ावस्था के लोगों को शुरू-शुरू में कुछ मामूली अड़चनें मालूम होंगी, वह सिर्फ इतनी ही कि किसी भी आसन को वे एक या दो दिन में ही सिद्ध नहीं कर सकेंगे। जैसे पश्चिमोत्तानासन में टांगों को फैला कर पैर के अंगूठे को छूना होता है और फिर धीरे-धीरे कमर को झुका कर सिर को घुटनों तक लाना होता है। सो शुरू-शुरू में आप कमर को ज्यादा झुका नहीं सकेंगे। कदाचित आपको यह भी महसूस होगा कि आप इस आसन को न कर सकेंगे, लेकिन कुछ ही समय के अभ्यास से वह आपको सिद्ध हो जायेगा। इस बात को हमेशा ध्यान में रखिये कि अभ्यास व्यक्ति को पूर्णता प्रदान करता है।

योगासन में पशु-पक्षियों का प्रतिरूप

इन्सान ने बहुत सी बातें पशु-पक्षियों और कीट-पतंगों से सीखी हैं और आसन भी इसका अपवाद नहीं है। अनेक आसन पशु-पक्षियों से लिये गये हैं। इसके अतिरिक्त पशु भी आसन करते हैं, इस पर आपने शायद कभी गौर नहीं किया होगा। लेकिन यदि ध्यान से देखें तो आपके घर की बिल्ली कमर को दोहरी करके जब अंगड़ाई लेती है तो वह आसन ही करती है। इसी तरह आपके मोहल्ले या घर का कुत्ता अगले और पिछले पैरों को फैला कर किस

तरह धड़ आगे और फिर पीछे खींचता है, आसन यह उसका व्यायाम ही तो है। इसी तरह बन्दर, रीछ, शेर आदि सभी आसन करते हैं तथा कदाचित इसीलिए उनके शरीर में मनुष्य की अपेक्षा अधिक फुर्ती और लचीलापन होता है।

बारीकी से देखिये तो मनुष्य में भी आसन करने की स्वाभाविक प्रवृत्ति होती है, लेकिन हम उसे न पहचानें तो बात दूसरी है। अधिक समय बैठने का काम करने पर, बहुत एकाग्रचित हो कर कोई काम करने पर, शरीर में जब एक प्रकार की जड़ता या अकड़ाहट आ जाती है तो हम अंगड़ाई ले कर ही तो उसे दूर करते हैं और जब हम अंगड़ाई ले चुकते हैं तो पेशियों को ढीला छोड़ देते हैं। वस्तुतः यही क्रिया आसनों में भी होती है।

❐

योग से लाभ

योग एक ऐसी सुलभ एवं प्राकृतिक पद्धति है, जिससे स्वस्थ मन एवं शरीर के साथ अनेक लाभ प्राप्त किये जा सकते हैं। योग मानव जीवन को शारीरिक, मानसिक व आध्यात्मिक सभी प्रकार से लाभान्वित करता है। आज की चिकित्सा शोधों ने ये साबित कर दिया है कि योग शारीरिक और मानसिक रूप से मानवजाति के लिए वरदान है। योग द्वारा अनेक रोगों को मात दी जा सकती है।

वजन में कमी

सूर्य नमस्कार और कपालभाति प्राणायाम योग के साथ-साथ शरीर के वजन में कमी लाते हैं। इसके अतिरिक्त यह वजन पर नियंत्रण रखने में सहायता करता है।

चिंता एवं तनाव से मुक्ति

आजकल की भागदौड़ से भरी ज़िन्दगी में हम अक्सर ही चिंता एवं तनाव से घिरे ही रहते हैं। यदि हम प्रतिदिन योगाभ्यास करें तो चिंता एवं तनाव आदि कई प्रकार की मानसिक समस्यायों से छुटकारा पाया जा सकता है।

मधुमेह से भी छुटकारा

योग करने से रोगी व्यक्ति निरोग भी हो सकता है। नियमित योगाभ्यास से मधुमेह के रोगी अपनी पैंक्रियास को फिर से सक्रिय कर सकते हैं, जिसका अर्थ ये है कि मधुमेह रोग से मुक्ति मिल सकती है।

रक्तचाप से मुक्ति

योग के लाभ से रक्तचाप के असंतुलित होने की समस्या में भी योगाभ्यास सहायता करता है। किन्तु ऐसे रोगी को किसी प्रशिक्षित योग गुरु की देखरेख में ही योगाभ्यास करना चाहिए, क्योंकि कुछ नियमित आसन ही रक्तचाप को बढ़ाते हैं और कुछ कम करते हैं। योग आपके कोलेस्ट्रॉल के स्तर को भी नियंत्रित करता है।

रक्त संचार ठीक ढंग से होता है

जब शरीर में रक्त का संचार बेहतर होता है, तो सभी अंग बेहतर तरीके से काम करते हैं। साथ ही शरीर का तापमान भी नियंत्रित रहता है। रक्त प्रवाह के असंतुलित होते ही शरीर कई तरह की बीमारियों का शिकार होने लगता है, जैसे-हृदय संबंधी रोग, खराब लिवर, मस्तिष्क का ठीक से काम न करना आदि। ऐसे में योग करने से रक्त का प्रवाह अच्छी तरह होता है। इससे सभी अंगों को पर्याप्त ऑक्सीजन और पोषक तत्त्व मिलते हैं।

संतुलित रक्तचाप

गलत जीवन-शैली के कारण कई लोग रक्तचाप की समस्या से जूझ रहे हैं। यदि किसी को रक्तचाप से जुड़ी परेशानी है, तो उसे तुरंत ही किसी योग प्रशिक्षक की देखरेख में योग करना शुरू कर देना चाहिए। योग का महत्त्व इसलिए भी है, क्योंकि प्राणायाम करने से शरीर को पर्याप्त मात्रा में ऊर्जा मिलती है और तंत्रिकाओं की कार्यप्रणाली बेहतर होती है। साथ ही हृदय गति सामान्य होती है।

बेहतर श्वसन प्रणाली

श्वसन प्रणाली में आया कोई भी विकार हमें बीमार करने के लिए काफी है। ऐसे में योग हमें बताता है कि जीवन में सांस का क्या महत्त्व है, क्योंकि हर योगासन श्वास क्रिया पर ही आधारित है। जब आप योग करते हैं, तो फेफड़े पूरी क्षमता के साथ काम करने लगते हैं, जिससे सांस लेना आसान हो जाता है।

कब्ज से छुटकारा

यह ऐसी बीमारी है, जो अन्य बीमारियों के होने का कारण बनती है। पाचन तंत्र में समस्या आने पर कब्ज होती है। योग के जरिए कब्ज जड़ से खत्म हो सकती है। योग सबसे पहले पाचन तंत्र को ठीक करेगा, जिससे कब्ज अपने आप ठीक हो जाएगी और आप तरोताजा महसूस करेंगे।

गैस से छुटकारा

योग के लाभ में गैस से छुटकारा पाना भी संभव है। गैस की समस्या किसी को भी हो सकती है। इसमें बच्चे, बूढ़े, महिला, पुरुष सभी शामिल हैं। यह समस्या मुख्य रूप से पाचन तंत्र के ठीक से काम न करने के कारण होती है। इसे ठीक करने के लिए योग बेहतरीन उपाय है। योग पाचन तंत्र को बेहतर करता है, जिससे गैस जैसी समस्याएं जड़ से खत्म हो सकती हैं।

दर्द सहने की क्षमता

शरीर में कहीं भी और कभी भी दर्द हो सकता है। खासकर, जोड़ों के दर्द को सहना मुश्किल हो जाता है। वहीं, जब आप योग करते हैं, तो शुरुआत में इस दर्द को सहने की शारीरिक क्षमता बढ़ने लगती है। साथ ही नियमित अभ्यास के बाद यह दर्द कम होने लगता है।

बेहतर मेटाबॉलिज्म (चयापचय)

हमारे शरीर के लिए मेटाबॉलिज्म प्रक्रिया जरूरी है। इस प्रक्रिया से ही शरीर को भोजन के जरिए ऊर्जा मिलती है, जिससे हम अपने दिन भर के काम कर पाते हैं। जब पाचन तंत्र, लिवर और किडनी अच्छी तरह काम करते हैं, तो मेटाबॉलिज्म भी ठीक से काम करता है। इस अवस्था में योग लाभकारी इसलिए है, क्योंकि योग के जरिए अपच और कब्ज को ठीक कर मेटाबॉलिज्म को बेहतर किया जा सकता है।

अनिद्रा

दिन भर काम करने के बाद रात को अच्छी नींद लेना जरूरी है। इससे शरीर को अगले दिन फिर से काम करने के लिए तैयार होने में मदद मिलती है। पर्याप्त नींद न लेने पर दिन भर बेचैनी, सिरदर्द, आंखों में जलन और तनाव रहता है। चेहरे पर भी रोनक नजर नहीं आती। वहीं, अगर आप नियमित योग करते हैं, तो मन शांत होता है और तनाव से छुटकारा मिलता है, जिससे रात को अच्छी नींद सोने में मदद मिलती है।

संतुलित कोलेस्ट्रॉल

जैसा कि हमने पहले भी बताया था कि योग करने से शरीर में रक्त का प्रवाह बेहतर होता है। इससे नसों में रक्त के थक्के नहीं बन पाते और अतिरिक्त चर्बी भी साफ हो जाती है। यही कारण है कि कोलेस्ट्रॉल को नियंत्रित किया जा सकता है। योग एच.डी.एल. यानी अच्छे कोलेस्ट्रॉल को बढ़ाता है, जबकि एल.डी.एल. यानी खराब कोलेस्ट्रॉल को खत्म करता है।

सोडियम नियंत्रण

हम कई बार बाहर का तला-भुना या फिर जंक फूड खा लेते हैं। ऐसे खाद्य पदार्थों में सोडियम की मात्रा ज्यादा होती है। शरीर में सोडियम की मात्रा बढ़ने से हृदय रोग या फिर गुर्दे की बीमारी हो सकती है। इससे बचने के लिए सबसे पहले तो इस तरह का खाना बिल्कुल बंद कर देना चाहिए। साथ ही नियमित रूप से योग करना चाहिए। योग में सोडियम की मात्रा को संतुलित करने की क्षमता होती है।

ट्राइग्लिसराइड्स में कमी

ट्राइग्लिसराइड्स हमारे रक्त में पाया जाने वाला एक तरह का फैट है, जो हृदय रोग व स्ट्रोक का कारण बन सकता है। इसे कम करने के लिए नियमित योग करना जरूरी है। योग करने से हृदय की गति थोड़ा बढ़ती है, जिस कारण ट्राइग्लिसराइड्स जैसी स्थिति से बचा जा सकता है।

लाल रक्त कोशिकाओं में वृद्धि

हमारे शरीर में लाल रक्त कोशिकाओं का अहम योगदान होता है। ये फेफड़ों से ऑक्सीजन लेकर उसे प्रत्येक अंग तक पहुंचाती हैं। लाल रक्त कोशिकाओं की कमी से एनीमिया तक हो सकता है। योग बढ़ने से शरीर में इसकी मात्रा बढ़ने लगती है।

हृदय रोग से बचाव

हृदय हमारे शरीर का नाजुक हिस्सा है। गलत खानपान, असंतुलित दिनचर्या और तनाव का सीधा असर आपके हृदय पर होता है। आगे चलकर हृदय से जुड़ी कई बीमारियां हो जाती हैं। इससे बचने का बेहतरीन तरीका योग है। नियमित योग व स्वस्थ खानपान से हृदय मजबूत रहता है। जब आप हृदय को स्वस्थ रखने के लिए योग करेंगे, तब आपको योग का महत्त्व आसानी से समझ आएगा।

अस्थमा

अस्थमा होने पर श्वास नली सिकुड़ जाती है, जिससे सांस लेने में परेशानी होती है। जरा-सी धूल-मिट्टी में भी हमारा दम घुटने लगता है। अगर आप इस अवस्था में योग करते हैं, तो आपके फेफड़ों पर जोर पड़ता है और वो अधिक क्षमता के साथ काम करते हैं।

अर्थराइटिस

अर्थराइटिस यानी गठिया होने पर जोड़ों में सूजन और दर्द शुरू हो जाती है। इस अवस्था में रोजमर्रा के काम करना मुश्किल हो जाता है। ऐसे में योग करना आपके लिए फायदेमंद हो सकता है। किसी योग्य योग प्रशिक्षक के निरीक्षण में योग करने से जोड़ों में आई सूजन और दर्द कम होने लगता है और ये धीरे-धीरे काम करने लगते हैं।

कैंसर

यह कहना मुश्किल है कि योग करने से कैंसर पूरी तरह से ठीक हो सकता है या नहीं। योग गुरुओं द्वारा कहा गया है कि योग के निरंतर अभ्यास से कैंसर जैसी गंभीर बीमारी के ठीक होने के भी कई उदाहरण देखे गए हैं तथा जो युवावस्था के आरंभ से ही योग करते हैं, वह कैंसर जैसी घातक बीमारी से भी बच सकते हैं। पर हां, इतना जरूर कहा जा सकता है कि योग के जरिए कैंसर जैसी बीमारी से उबरने में मदद मिलती है। योग करने से कैंसर के मरीज में मौजूद विषैले जीवाणु खत्म हो सकते हैं। साथ ही मांसपेशियों में आया खिंचाव कम होता है और रक्त का संचार बेहतर होता है और तनाव व थकान भी कम महसूस होती है। इसके अलावा, कीमो थेरेपी के दौरान होने वाली मतली व उल्टी जैसी समस्या से भी निपटा जा सकता है।

माइग्रेन

अगर माइग्रेन का मरीज योग करता है, तो उसे सिर में होने वाले दर्द से राहत मिल सकती है। योग मांसपेशियों में आए खिंचाव को कम करता है, जब सिर तक पर्याप्त मात्रा में ऑक्सीजन पहुंचती है, जिससे माइग्रेन में राहत मिलती है।

ब्रोंकाइटिस

मुंह, नाक और फेफड़ों के बीच हवा मार्ग को श्वास नली कहते हैं। जब इसमें सूजन आ जाती है, तो सांस लेना मुश्किल हो जाता है। चिकित्सीय भाषा में इस अवस्था को ब्रोंकाइटिस कहा जाता है। योग इस सूजन को दूर कर सांस लेने में आपकी मदद करता है। योग के जरिए फेफड़ों से ऑक्सीजन की आपूर्ति पर्याप्त मात्रा में होती है। साथ ही फेफड़ों में नई ऊर्जा का संचार भी होता है।

बांझपन व रजोनिवृत्ति

अगर कोई प्रजनन क्षमता को बेहतर करना चाहता है, तो इसके लिए भी योग के आसन का वर्णन किया गया है। योग के जरिए शुक्राणु कम बनने की समस्या, यौन संबंधी कोई समस्या,

फैलोपियन ट्यूब में आई कोई रुकावट या फिर पीसीओडी समस्या को ठीक किया जा सकता है। इसके अलावा, रजोनिवृत्ति से पहले और उस दौरान नजर आने वाले नकारात्मक लक्षणों को भी योग के माध्यम से ठीक किया जा सकता है।

साइनस व अन्य एलर्जी

साइनस के कारण नाक के आस-पास की मांसपेशियों में सूजन आ जाती है। इससे सांस लेने में परेशानी होती है। इस समस्या के लिए भी योग हर लिहाज से बेहतर है। साइनस में सांस संबंधी योग यानी प्राणायाम करने से नाक व गले की नलियों में आई रुकावट दूर होती है और सांस लेना आसान हो जाता है। इसके अलावा, अन्य प्रकार की एलर्जी को भी योग से ठीक किया जा सकता है।

कमर दर्द

आजकल हमारा अधिकतर काम बैठकर होता है। इस वजह से किसी न किसी को कमर दर्द की शिकायत रहती है। अगर आप योग्य प्रशिक्षक की निगरानी में योग करें, तो रीढ़ की हड्डी में लचक आती है, जिससे किसी भी तरह का दर्द दूर किया जा सकता है।

बढ़ती उम्र का असर

कुछ लोगों के चेहरे पर समय से पहले ही बढ़ती उम्र का असर नजर आने लगता है। वहीं, अगर आप योग करते हैं, तो समय पूर्व चेहरे पर पड़ने वाली झुर्रियों को कम किया जा सकता है। योग के जरिए शरीर में जमा विषैले पदार्थ व जीवाणु साफ हो जाते हैं और फ्री रेडिकल्स का भी सफाया हो जाता है। तनाव के कारण भी समय से पहले बुढ़ापे का असर नजर आने लगता है, लेकिन योग हमें इस अवस्था से भी बचा सकता है।

बेहतर शारीरिक लचीलापन

आपको केवल अपने नियमित दिनचर्या में योग को शामिल करना हैं, जिससे आप सशक्तता, कोमलता और लचीलेपन से भरे रहें। नियमित योगाभ्यास आपके शरीर को मजबूत बनाता है और मांसपेशियों को सशक्त बनाता है। यह शरीर के बैठने, खड़े होने आदि स्थिति में सुधार लाता है, जिससे गलत तरीके से उठने, बैठने में सुधार होता है। यह योग शारीरिक दर्द में आराम देता है।

शरीर को फिट रखें

योग के निरंतर अभ्यास से शरीर के अलग-अलग भागों को भी लाभ पहुंचता है। योगासन करने से शरीर के सभी अंगों का व्यायाम होता है। योगासनों से मांसपेशियों को मजबूती

मिलती है, जिससे दुर्बल और पतला शरीर भी ताकतवर हो जाता है। योग करने से आपका शरीर लचीला बनता है।

मांसपेशियों की क्षमता का बढ़ना

मांसपेशियों का मुख्य रूप से अर्थ शरीर की महत्त्वपूर्ण अंग समूह से है। शरीर के ठीक प्रकार से काम करने के लिए मांसपेशियों का मजबूत रहना जरूरी है। शरीर का पूरा भार उन्हीं पर ही टिका होता है। ये आपको चोट लगने से बचाती हैं। योग करने से मासपेशियों में मजबूत आती है, उनमें लचीलापन आता है और वह स्वस्थ रहती हैं।

योग द्वारा तनाव से छुटकारा

कई बार ऐसा होता है कि ऑफिस और घर का काम इतना ज्यादा हो जाता है कि दबाव महसूस होने लगता है। ऐसा अक्सर महिलाओं के साथ होता है। इस अवस्था में उनके लिए विभिन्न कामों के बीच संतुलन बनाए रखना मुश्किल हो जाता है। इससे बचने का एकमात्र उत्तम जरिया योग है। योग आपको हर तरह की स्थिति और दबाव से बाहर निकलने की शक्ति देता है। योग करने से आप अंदर से प्रसन्नता महसूस करेंगे।

निर्णय लेने की क्षमता

योग आपको मानसिक रूप से इस कदर मजबूत बनाता है कि आप जीवन से जुड़े महत्त्वपूर्ण निर्णय लेने में सक्षम हो जाते हैं। साथ ही विपरीत हालत में स्वयं को कैसे संतुलित बनाए रखना है यह भी योग शिक्षा में शामिल है।

एकाग्रता

नियमित रूप से योग करते रहने से आप इतने सक्षम हो जाते हैं कि अपने लक्ष्य को हासिल करने के लिए एकाग्रचित होकर काम करने लगते हैं। इस दौरान मार्ग में आने वाली तमाम बाधाओं को भी आसानी से पार किया जा सकता है। वैसे भी कहा जाता है कि सफलता का मूल मंत्र काम के प्रति एकाग्रता है, जो योग से संभव है।

याद्दाश्त तेज होती है

योग के जरिए मस्तिष्क की कार्यप्रणाली पर भी असर होता है। खासकर, छात्रों के लिए यह बेहद जरूरी है। परीक्षा के दौरान अपने मस्तिष्क को शांत रखना और बेहतर बनाना जरूरी है, ताकि वे जो भी पढ़ रहे हैं, उन्हें अच्छी तरह याद रहे।

सकारात्मक सोच में वृद्धि होती है

योग करना हमेशा ऊर्जावान रहता है, योग करने वाला व्यक्ति सदैव प्रसन्नचित रहता है। जीवन को लेकर उसके विचार सकारात्मक होते हैं। वह जीवन को हर दिन नई ऊर्जा व जोश के साथ जीना पसंद करता है। सफल जीवन जीने के लिए शरीर को सकारात्मक ऊर्जा और मानसिक शक्ति की जरूरत होती है, जो हमें योग से ही मिलती है।

रोग प्रतिरोधक क्षमता

नियमित योग अभ्यास रोगों से लड़ने की शक्ति प्रदान करता है। दवाओं पर आपकी निर्भरता को घटाता है। इससे व्यक्ति की रोग प्रतिरोधक-प्रणाली मजबूत हो जाती है व मौसम के अनुसार आने वाली सर्दी, जुकाम व बुखार जैसी बीमारियां दूर रहती हैं।

अधिक सजगता संग जीना

मन संयुक्त रूप से भूत और भविष्य में झकझोरें मारता रहता है, लेकिन कभी वर्तमान में नहीं रहता। साधारण रूप में मन की स्थिति में सजगता हमें तनाव से मुक्त करती है। मन को शांति प्रदान कर कार्य क्षमता बढ़ाती है। योग तथा प्राणायाम मन को वर्तमान समय में लातें हैं, और हम प्रसन्नता और लक्ष्य की ओर केंद्रित होते हैं।

संबंधों में सुधार

योग द्वारा आपके अपने आत्मीय जनों से सम्बन्ध सुधर जाते हैं। एक मन जो चिंतामुक्त, प्रसन्न एवं संतुष्ट है, वह संबंधों को अच्छा निभाता है। योग और ध्यान मन को प्रसन्नता और शांति देते हैं। आत्मीयजनों से सुन्दर सम्बन्ध बनाने की क्षमता प्रदान करते हैं।

ऊर्जा में वृद्धि

प्रत्येक दिन कुछ मिनट का योग आपको पूरे दिन ताजगी और ऊर्जा से भरा रखता है।

बेहतर अंतर्ज्ञान

योग तथा ध्यान आपके अंतर्ज्ञान की शक्ति को सुधारता है, जिससे आपको यह पता चलता है कि क्या, कब, और कैसे करना है, जिससे आपको सकारात्मक परिणाम मिलें। अतः योग का लगातार अभ्यास करें। आप जितना अधिक गहरा अभ्यास करते हैं, उतना अधिक आपको लाभ मिलता है।

योगासन से आध्यात्मिक लाभ

योगाभ्यास एक प्रकार की आध्यात्मिक साधना पद्धति भी है। योग केवल शरीर के लिए ही नहीं अपितु आपकी आध्यात्मिक शक्ति को भी जाग्रत करने में सहायक होता है। प्रतिदिन योगाभ्यास करने से आध्यात्मिक लाभ प्राप्त होते हैं। योग के लाभ को प्राप्त करने के लिए आपको किसी अच्छे योग गुरु की शरण में जाना चाहिए।

योग द्वारा त्वचा पर चमक आती है एवं शरीर स्वस्थ, निरोग और बलवान बनता है।

जहां एक तरफ योगासन मासपेशियों को पुष्टता प्रदान करते हैं, जिससे दुबला-पतला व्यक्ति भी ताकतवर और बलवान बन जाता है, वहीं दूसरी ओर योग के नित्य अभ्यास से शरीर में मोटापा भी कम हो जाता है।

- कुछ अध्ययनों में पाया गया है कि कुछ योगासनों और ध्यान के द्वारा आर्थराइटिस, कमर दर्द आदि समस्याओं में काफी सुधार होता है और दवा की जरूरत कम होती जाती है।

- छोटे बच्चे से लेकर बुजुर्ग व्यक्ति तक कोई भी योग के आसन कर सकता है। जब तक नियमित योग करेंगे, तब तक इसके लाभ मिलते रहेंगे। किसी कारणवश जब नहीं भी कर पाएं तब भी इसके कोई दुष्प्रभाव नहीं होते हैं। आपको केवल इतना ध्यान रखना है कि आपको यदि शरीर के किसी हिस्से में पहले से कोई परेशानी है, तब ऐसा कोई आसन न करें, जो कि किसी भी प्रकार से परेशानी वाले हिस्से को प्रभावित करता हो।

- योग के कई आसन ऐसे भी हैं, जो किसी परेशानीग्रस्त हिस्से को ठीक कर देते हैं, लेकिन ऐसे आसन आप योग विशेषज्ञ की सलाह व देखरेख में ही करें।

- योग आपको तन के अलावा मन की भी शांति देता है। योग के कई आसन व ध्यान आपके विचारों को नियंत्रित कर संतुलित कर देते हैं, जिससे मन शांत रहने लगता है।

- नियमित योग करने वाला व्यक्ति बुरी लत व बुरी संगतों से दूर रहता है व अध्यात्म की ओर अग्रसर होकर अपने भविष्य को सुनहरा बनाता है।

- प्राणायाम भी योग का ही एक अंग है, आपको जिसके द्वारा मानव शरीर के लीवर, पेट, फेफड़े, हृदय, गुर्दे आदि आन्तरिक अंगों को उपयुक्त मात्रा में ऑक्सीजन मिलती है, जो लम्बे समय तक ये स्वस्थ रखते हैं।

योग के चरण

- योग तीन स्तरों पर काम करते हुए आपको फायदा पहुंचाता है। इस लिहाज से योग करना सभी के लिए सही है।

- पहले चरण में यह मनुष्य को स्वास्थ्यवर्धक बनाते हुए उसमें ऊर्जा भरने का काम करता है।

- दूसरे चरण में यह मस्तिष्क व विचारों पर असर डालता है। हमारे नकारात्मक विचार ही होते हैं, जो हमें तनाव, चिंता या फिर मानसिक विकार में डाल देते हैं। योग इस चक्र से बाहर निकालने में हमारी मदद करता है।

- योग के तीसरे और सबसे महत्त्वपूर्ण चरण में पहुंचकर मनुष्य चिंताओं से मुक्त होकर, इस विश्व को चला रही शक्ति का अनुभव करने में सक्षम हो जाता है। योग के इस अंतिम चरण तक पहुंचने के लिए कठिन परिश्रम की जरूरत होती है। इस प्रकार योग के लाभ विभिन्न स्तर पर मिलते हैं।

❐

योग का वैज्ञानिक आधार

अधिकतर लोग योग को धर्म-अध्यात्म का विषय समझते हैं। जबकि सत्य तो यह है कि योग अपने आप में एक पूर्ण वैज्ञानिक चिकित्सा प्रणाली है, जिसका संबंध मात्र दिव्य ऊर्जा से ही नहीं विज्ञान से भी है। योग के हर आसन का वैज्ञानिक आधार है, जिसे आज विश्व भर के डॉक्टर भी मानते हैं।

योग की अनुभूति के लिए किसी तरह की श्रद्धा आवश्यक नहीं है, क्योंकि योग एक विज्ञान है। योग के प्रयोग के लिए किसी तरह के अन्धविश्वास की कोई जरूरत नहीं है। नास्तिक भी योग के प्रयोग में उसी तरह प्रवेश पा सकता है जैसे आस्तिक। योग नास्तिक-आस्तिक की भी चिंता नहीं करता है। विज्ञान आपकी धारणाओं पर निर्भर नहीं होता; इसके विपरीत, विज्ञान के कारण आपको अपनी धारणाएं परिवर्तित करनी पड़ती हैं। कोई विज्ञान आपसे किसी प्रकार के सबूत, किसी तरह की मान्यता की अपेक्षा नहीं करता है। विज्ञान सिर्फ प्रयोग के आविष्कार की अपेक्षा करता है। विज्ञान कहता है, करो, देखो। विज्ञान के सत्य चूंकि वास्तविक सत्य हैं, इसलिए किन्हीं श्रद्धाओं की उन्हें कोई जरूरत नहीं होती है। विज्ञान मान्यता से शुरू नहीं होता; विज्ञान खोज से, अन्वेषण से शुरू होता है। वैसे ही योग भी मान्यता से शुरू नहीं होता; खोज, जिज्ञासा, अन्वेषण से शुरू होता है। इसलिए योग के लिए सिर्फ प्रयोग करने की शक्ति की आवश्यकता है, प्रयोग करने के सामर्थ्य की आवश्यकता है, खोज करने के साहस की जरूरत है; योग विज्ञान है। इस सूत्र का किसी धर्म से कोई संबंध नहीं है, यद्यपि इस सूत्र के बिना कोई भी धर्म जीवित रूप से खड़ा नहीं रह सकता है। इस

सूत्र को किसी धर्म के सहारे की जरूरत नहीं है, लेकिन इस सूत्र के सहारे के बिना धर्म एक क्षण भी अस्तित्व में नहीं रह सकता है।

योग का पहला सूत्र है कि जीवन ऊर्जा है, 'लाइफ इज़् एनर्जी'। बहुत समय तक विज्ञान इस संबंध में राजी नहीं था; परन्तु अब राजी है। काफी समय तक विज्ञान सोचता था–जगत पदार्थ है, लेकिन योग ने विज्ञान की खोजों से हजारों वर्ष पूर्व से यह घोषणा कर रखी थी कि पदार्थ एक असत्य है, एक झूठ है, एक भ्रम है। भ्रम का मतलब यह नहीं कि बिल्कुल नहीं है। भ्रम का मतलब जैसा दिखाई पड़ता है, वैसा नहीं है और जैसा है वैसा दिखाई नहीं पड़ता है, लेकिन विगत तीस वर्षों में विज्ञान को एक–एक कदम योग के अनुरूप जुट जाना पड़ा है।

योग आत्मा का विषय है, जो स्वानुभूति कराता है। मानव के विचारों को एकाग्र कर भौतिक से सूक्ष्म, सूक्ष्म से अतिसूक्ष्म तक ले जाकर आत्मीय–बोध कराता है। योग का संबंध अंत:करण और बाह्य दोनों से है। योग मानव को इहलौकिक और पारलौकिक दोनों की यात्रा कराता है। योग शरीर, मन और इंद्रियों की क्रिया है। एकमात्र योग ही ऐसी क्रिया है, जो मन को वश में करने का मार्ग बताती है। सिर्फ आसन–योग नहीं है। यह योग की एक बहिर्मुखी क्रिया है, जो शरीर को स्वस्थ रखती है, परंतु आसन को ही लोगों ने योग समझ लिया है। वैसे तो योग अनेक हैं और इसके सहयोग के बगैर बोधितत्व सत्य की प्राप्ति भी नहीं है। इसीलिए भक्ति के साथ योग है, ज्ञान के साथ भी योग है, क्रिया के साथ भी योग है, संकल्प के साथ भी योग है।

योग एक विज्ञान है, जीवन जीने की विधि है। योग एक व्यवस्थित नियम को प्रतिपादित करता है। योग शरीर को अनुशासित ढंग से रखता है। मन को उद्देश्यपूर्ण दिशा में चलने का बोध देता रहता है। योग एक प्रयोग भी है, क्योंकि यही मनुष्य को प्रकृति के अनुकूल चलने के लिए प्रेरित करता है। विचार गति है, भाव उत्पत्ति है और शब्द अभिव्यक्ति है। योग में सबका अपना महत्त्वपूर्ण योगदान है। यह पूरी तरह से शरीर के धर्म का प्रकृति के अनुकूल बोध कराता है।

मानव शरीर में ही संपूर्ण ब्रह्माण्ड का वैभव छिपा है, जिसे पहचानना और जानना आवश्यक है। संपूर्ण ब्रह्माण्ड की चेतना और प्रारूप को पाकर भी मानव सांसारिक वाटिका में भटकता रहता है। आकाश और घटाकाश का भेद जानते हुए भी मनुष्य ब्रह्माण्ड और काया का विमोचन नहीं कर पाता। किनारे की खोज में लक्ष्य के भेदन में सामंजस्य स्थापित करता हुआ, वह स्वत: एक दिन अपने आपको जीवन तट पर खड़ा पाता है। समय उसे दूर फेंक देता है, जीवन ढलने लगता है। तब व्यक्ति जन्म के उद्देश्य को लेकर प्रायश्चित करने लगता है, लेकिन तब वक्त समझौता करना छोड़ देता है।

योग को माध्यम बनाकर आज और अभी से शरीर रूपी प्रयोगशाला का उपयोग कर सदैव संकल्पित स्वरूप को प्राप्त कर ब्रह्ममय जीवन जिएं।

योग विद्या के वैज्ञानिक दृष्टिकोण की आवश्यकता क्यों?

एक समय था कि जब योग विद्या के बारे में बहुत सी भ्रांतियां फैली हुई थीं और थोड़ी बहुत आज भी हैं। इसका कारण है, योग विद्या के विज्ञान का सही-सही ज्ञात न होना। एक समय में कुछ लोग कांच के ऊपर चलना, आग पर चलना, हाथ से जंजीर तोड़ देना, खुद को जमीन के अंदर दबा लेना, हाथ से राख-भस्म व सोने की जंजीर, घड़ी आदि बातों को योग के चमत्कार का नाम देकर अंधविश्वास फैलाते थे और ऐसा माना जाता था कि यह योग विद्या केवल साधु-संन्यासियों के लिये ही है। इस तरह योग के विषय में कई भ्रांतियां प्रचलित थीं।

पिछले कुछ एक दशक में विवेकानन्द, स्वामी कुवलयानंद, स्वामी शिवानंद महर्षि योगी, आचार्य श्री रजनीश, गुरुकुल कागड़ी विश्वविद्यालय के योग विभाग के विभागाध्यक्ष डॉ. ईश्वर भारद्वाज, मोरारजी देसाई योग संस्थान दिल्ली, बाबा रामदेव आदि के प्रयासों से योग विद्या का वैज्ञानिक स्वरूप लोगों के समक्ष प्रस्तुत हुआ। तथा योगविद्या जन साधारण के लिये उपयोगी हो गयी।

योग विद्या के सही विज्ञान का अध्ययन इसलिए भी आवश्यक है कि कई लोगों के लिये योग का अर्थ कुछ आसनों तथा प्राणायाम तक ही सीमित है। सामान्यत: आज के युग को स्वास्थ्य व चिकित्सा और व्यायाम की पद्धति के रूप में समझा जाता है। अनुसंधानों से यह सिद्ध भी हो चुका है कि योग के द्वारा रोगोपचार संभव है, परंतु योग के द्वारा शरीर को स्वस्थ व निरोगी रखना यह योग का मर्यादित उपयोग हो सकता है, योग का पूर्ण उद्देश्य नहीं हो सकता। हां योग को एक पूरक चिकित्सा पद्धति के रूप में जीवन-शैली का अंग बनाया जा सकता है, क्योंकि हर चिकित्सा पद्धति का अपना महत्त्व व उपयोग है। योग का पूर्ण उद्देश्य तो परमात्मा प्राप्ति व दुख मुक्ति ही है।

योग की वैज्ञानिक पद्धति

जन समूह व साधकों के बीच योग के भिन्न-भिन्न व कई प्रकार के मार्ग व विधि प्रचलित हैं। जैसे ज्ञान योग, कर्म योग, संन्यास योग, हठयोग, मंत्र योग, तंत्र योग, कुण्डलिनी योग, भक्ति योग, आदि। तो यह विचारणीय है कि योग की वैज्ञानिक पद्धति कौन-सी है। इस संबंध में योग की प्राचीन व प्रमाणिक पुस्तकें गोरक्षशतक व शिव संहिता में योग के प्रकारों के वर्णन मिलते हैं;

'मंत्रोलयो हठो राजयोगन्तर्भूमिका क्रमात।
एक एव चतुर्धाड्यं महायोगो भियते॥' (गोरक्षशतकम्)
'मंत्रयोगो हठश्चैव लययोगस्तृतीयक:।
चतुर्थो राजयोग॥' (शिवसंहिता 5/11)

इन श्लोकों में चार प्रकार के योगों का वर्णन है। मंत्रयोग, हठयोग, लय योग, व राजयोग।

इन सभी में सबसे मुख्य राजयोग है, क्योंकि इसमें प्रत्येक प्रकार के योग के संबंधित तथ्य कहे गये हैं। 'राजयोग' महर्षि पतंजलि द्वारा रचित अष्टांग योग का ही दूसरा नाम है।

योग की वैज्ञानिक विधि-(अष्टांग योग)

अष्टांग योग महर्षि पतंजलि द्वारा निर्मित योग मार्ग है। महर्षि पतंजलि को योग दर्शन का प्रवर्तक भी कहा जाता है। योग दर्शन का मूल ग्रंथ महर्षि पतंजलि द्वारा रचित 'पतंजलि योग सूत्र' या 'योग सूत्र' है। अष्टांग योग दो शब्दों की संधि से बना है-अष्ट + अंग। अर्थात् ऐसा योग मार्ग जिसमें 8 अंग व चरण हों। आचार्य रजनीश ने पतंजलि के विषय में कहा है कि-पतंजलि अत्यन्त विरल व्यक्ति हैं। पतंजलि बुद्ध पुरुषों की दुनिया के आइंस्टीन हैं। पतंजलि बुनियादी तौर पर एक वैज्ञानिक हैं, जो नियमों की भाषा में सोचते विचारते हैं।
ओशो ने कहा है कि पतंजलि धर्म के पहले वैज्ञानिक हैं।

विज्ञान भौतिक जगत को आगे बढ़ाता है, जबकि योग मनुष्य को प्रकृति से जोड़ता है

विज्ञान और योग में यदि देखा जाए तो कोई विशेष अंतर नहीं है। हालांकि विज्ञान जहां समाप्त होता है, योग वहीं से प्रारंभ होता है। खोजी मन यदि इस बात का चितंन करे तो पाएगा कि विज्ञान बाहर की ओर कार्यरत है, जबकि योग अंदर की ओर। अर्थात् विज्ञान भौतिक जगत को आगे बढ़ाता है, जबकि योग मनुष्य को प्रकृति से जोड़ता है। ऐसा माना जाता है कि मनुष्य प्रकृति का ही एक अंग है। जब विज्ञान जनित वस्तुएं मनुष्य को इससे विमुख करने लगी हैं तो योग ही वह मार्ग है, जिसे अपनाकर मनुष्य फिर प्रकृति के साथ जुड़ सकता है। इस बात को इस तरह से समझो कि मेरुदंड के दोनों धनात्मक और ऋणात्मक विद्युत प्रवाह अनवरत चलते रहते हैं, जिसे पिंगला और इड़ा कहते हैं। विज्ञान उसे प्रोटॉन और इलेक्ट्रॉन कहता है। विज्ञान के शोध की तरह योगीजन अपनी ऊर्जा को निरुद्देश्य बर्बाद न करके उर्ध्व प्रवाह देकर कुंडलिनी जागृत करते हैं। यह योगी पर आधारित है कि वह अपनी ऊर्जा का प्रयोग किस प्रकार करता है। इसी से योगियों के स्वभाव में परिवर्तन हो जाता है। इस स्वभाव के दो क्रियात्मक रूप हैं-एक गति का और दूसरा अवरोध का। विज्ञान के अनुसंधानकर्ता अंतरिक्ष में यही कर रहे हैं। यूरेनियम ईंधन से न्यूट्रॉन का योग मिलकर शीतल जल का प्रवाह होता है वहीं संघात करके प्लूटोनियम का निर्माण होता है, जो रक्षात्मक भी है और संहारक भी। योगी अपनी शक्ति को गति देकर, संकल्प को प्राप्त कर, समय-समय पर शब्दों के माध्यम से सदुपयोग कर लेते हैं, जबकि विज्ञान इसे एकत्र कर दुनिया को मौत का भय दिखाता है। विज्ञान ने अपनी खोज के लिए भिन्न-भिन्न नियमों, सूत्रों और तरह-तरह की प्रयोगशालाएं बनाई हैं और योग ने भी भिन्न-भिन्न क्रियाओं को जन्म दे रखा है। प्रयोगकर्ता अपने संरक्षक

के सान्निध्य में रहकर धीरे-धीरे प्रयोग करके अपनी खोज में सफलता पा सकता है। कर्म योग, भक्ति योग, राज योग, क्रिया योग, भाव योग, लय योग, ज्ञान-योग आदि अनेक योग आज मनुष्य के जीवन क्रम में घर बनाए बैठे हैं। योग हमारे जीवन में बोधितत्व का मार्ग प्रशस्त करता है। योग जीवन का आधार है। इसलिए इसके महत्त्व को समझकर इसे जीवन में उतारने का प्रयास जरूर करें।

विज्ञान और योग का मिलन

योग और विज्ञान का मिलन विश्वज्ञान के बहुत बड़े शिखर को छू सकने में समर्थ है। प्राचीन काल में योग और विज्ञान भारतीय शिक्षा का अनिवार्य हिस्सा हुआ करता था। प्राचीन ऋषि रूपी वैज्ञानिक योग-ध्यान किया करते थे, जिसकी बदौलत ही ज्ञान-विज्ञान का स्तर गहरा/उन्नत हुआ करता था। भारत शिक्षा का प्रमुख केंद्र हुआ करता था। योग का इतिहास बहुत पुराना है, लेकिन आधुनिक विज्ञान बहुत पुराना नहीं है। प्राचीन ज्ञान होने के बावजूद पतंजलि योग विज्ञान की तरह ही प्रमाणिक है और विज्ञान के ही सिद्धांत पर कार्य करता है। जिस प्रकार विज्ञान में सैद्धांतिक और प्रायौगिक दो पक्ष होते हैं, उसी तरह योग में भी सैद्धांतिक और प्रायौगिक दो पक्ष हैं। विज्ञान की तरह योग में भी प्रायौगिक पक्ष मुख्य है। विज्ञान में जिस प्रकार प्रयोग से प्रमाणित करके तथ्यों को जाना जाता है उसी तरह योग को भी प्रयोग से प्रमाणित रूप से जाना, अनुभव किया जा सकता है। अंतर सिर्फ इतना है कि- विज्ञान भौतिक पदार्थ तथा भौतिक ऊर्जा पर आधारित है, तथा उसी आधार पर कार्य करता है। और योग-ध्यान जैविक पदार्थ (मानव) तथा जैविक ऊर्जा (प्राण ऊर्जा) पर आधारित है, जो मानव पर कार्य करता है। भगवान शिव को योग का आदि गुरु कहा जाता है। योग के संबंध में अनेक भारतीय ग्रंथों में वर्णन मिलता है, जिसके अनेक प्रमाणिक ग्रंथ अलग-अलग विद्वानों द्वारा रचे गए हैं, जिसमें पतंजलि योग सबसे व्यवस्थित, वैज्ञानिक तथा अपेक्षाकृत सरल पद्धति है। विभिन्न योगों के सारांश के रूप में महर्षि पतंजलि द्वारा योग को व्यवस्थित और वैज्ञानिक ढंग से प्रस्तुत किया गया है, इसलिए महर्षि पतंजलि को योग विज्ञान का सबसे प्रतिभाशाली वैज्ञानिक कहा जा सकता है। अभी तक योग और विज्ञान के द्वारा अलग-अलग कार्य किया जाता रहा है। अगर दोनों मिल कर कार्य करें, तो ज्ञान का एक नया शिखर छुआ जा सकता है, जो योग तथा विज्ञान दोनों के लिए बहुत बड़ी उपलब्धि सिद्ध होगी। योग और विज्ञान का यह मिलन बहुत लोगों को अटपटा लग सकता है। विज्ञान में रुचि रखने वालों को लगेगा विज्ञान अपने आप में ज्ञान तथा सत्य से परिपूर्ण है, योग से क्या फायदा। योग में रुचि रखने वाले या योग से जुड़े लोगों को लग सकता कि योग आध्यात्मिक ज्ञान है, और विज्ञान भौतिकवादी ज्ञान है। दोनों का मिलन संभव है, क्योंकि दोनों का मूल उद्देश्य एक है सिर्फ रास्ते अलग हैं। योग का मूल उद्देश्य आत्मा, परमात्मा, सूक्ष्मजगत, अस्तित्व के सत्य

को जानना/ अनुभव करना है, जो अस्तित्व की गहरी ऊर्जा/ ध्वनि/प्रकाश/अद्वैत रूप को अनुभव करने के रूप में पूरा होता है और विज्ञान का भी मूल उद्देश्य मानव जीवन के लिए आवश्यक सुविधा जुटाने के साथ प्रकृति अर्थात् अस्तित्व के सत्य, मूल तत्त्व को समझना है।

वैज्ञानिकों, शोधार्थियों, विद्यार्थियों के लिए योग-ध्यान के रूप में मानव मन-मस्तिष्क क्षमता विकास से संबंधित शिक्षा/प्रशिक्षण देकर अर्थात् वैज्ञानिकों को और अधिक प्रतिभावान बनाकर तथा योग सिद्धियों की अवस्था अर्थात् विज्ञान की भाषा में मन-मस्तिष्क की अल्फ़ा तरंग की गहरी अवस्था में अनुभव किए गए अस्तित्व के गुप्त रहस्य को आधुनिक विज्ञान से शेयर करके आधुनिक आविष्कार के लिए सूत्र उपलब्ध करा कर विज्ञान के विकास में सहयोगी हो सकता है। इस तरह से दोनों एक दूसरे के विकास में सहयोगी हो सकते हैं। प्रकृति का योग नियम है कि-किन्हीं दो चीजों या शक्तियों के मिलने से नई चीज या शक्ति उत्पन्न होती है। योग तथा आधुनिक विज्ञान से एक दूसरे का सहयोग या एक दूसरे से मिलन प्रकृति के योग नियमानुसार तथा आधुनिक विज्ञान के नाभिकीय संलयन के नियमानुसार नई शक्ति को उत्पन्न कर सकने में समर्थ है, जो योग तथा विज्ञान के साथ शिक्षा के क्षेत्र में एक नई उन्नत उपलब्धि सिद्ध होगी।

मनुष्य के दैहिक और मानसिक नियन्त्रण के लिए जरूरी है योग

नियमित योग करने से रक्तचाप और मधुमेह जैसी बीमारियों को सहजता से नियंत्रित किया जा सकता है। के.जी.एम. यूनिवर्सिटी, लखनऊ के डॉक्टर कहते हैं कि विश्व स्वास्थ्य संगठन (डब्लूएचओ) ने सन् 1947 में स्वास्थ्य को कुछ इस प्रकार परिभाषित किया था-''दैहिक, मानसिक, सामाजिक और आध्यात्मिक रूप से पूर्णतः स्वस्थ होना ही स्वास्थ्य है।''

अवसाद और सिजोफ्रीनिया पर योग का असर

अवसाद के मरीजों में जानने-समझने, महसूस करने और तर्क करने की क्षमता बुरी तरह प्रभावित होती है। निम्हांस में हुआ एक अनुसंधान बताता है कि कुछ दिन तक योगाभ्यास करने के बाद अवसादग्रस्त लोगों में यह क्षमता सुधरने लगती है। आमतौर पर इन लोगों के मस्तिष्क में न्यूरोट्रॉपिक फैक्टर नाम के प्रोटीनों का स्राव कम हो जाता है। ये प्रोटीन क्षतिग्रस्त न्यूरॉन्स की मरम्मत करते हैं। माना जाता है न्यूरोट्रॉपिक फैक्टर प्रोटीन के स्राव में यह कमी कॉर्टीसोल नामक हार्मोन के अतिस्राव की वजह से होती है। निम्हांस में अवसाद के मरीजों को दो समूहों में बांटकर उनका तुलनात्मक अध्ययन किया गया। इनमें एक समूह को कुछ दिन तक नियमित योगाभ्यास कराया गया। मनोविज्ञानिकों ने पाया कि इन लोगों में कार्टिसोल का स्तर कम हो गया था और इसी अनुपात में न्यूरोट्रॉपिक फैक्टर स्राव की मात्रा बढ़ गई थी। इसके आलावा शोध के जरिए कुछ अन्य बातें भी सामने आईं।

- निम्हांस के मनोचिकित्सकों ने पाया है कि योग करने वाले सिजोफ्रीनिया मरीजों में ऑक्सीटोसिन हॉर्मोन का स्तर बढ़ जाता है, जो लोगों को ज्यादा सामाजिक बनाता है।

- इसी तरह का एक अध्ययन कुछ उम्रदराज लोगों पर भी किया गया। इन लोगों को छह महीने तक योग का अभ्यास करवाया गया और फिर उनका न्यूरोसाइकोलॉजिकल परीक्षण किया गया, इसके नतीजे भी योग के पक्ष में रहे।

- एक वैज्ञानिक का कहना है कि 'हमने योग के पहले और बाद में एम.आर.आई. स्कैनर से मस्तिष्क की गतिविधियां स्कैन की थीं, मस्तिष्क में हिप्पोकैंपस नाम का एक क्षेत्र होता है, जिसकी गतिशीलता उम्र के साथ घटती जाती है, लेकिन योग करने वालों में छह माह के दौरान हिप्पोकैंपस के भीतर ग्रे मैटर बढ़ जाता है,' ग्रे मैटर बढ़ने का मतलब होता है कि मस्तिष्क की क्रियाशीलता पहले की तुलना में बढ़ जाती है। उन्माद से पीड़ित लोगों को भी योग के माध्यम से इसी तरह फायदा होता है।

- निम्हांस ने सिजोफ्रीनिया के मरीजों पर अब तक का सबसे बड़ा अध्ययन किया है और इस दौरान इन पर योग के असर को भी जांचा-परखा गया। इस बीमारी में पीड़ित व्यक्ति का वास्तविकता से नाता टूटने लगता है। वह भ्रम और असलियत में फर्क नहीं कर पाता। निम्हांस में सिजोफ्रीनिया के मरीजों(जिनकी हालत दवा के जरिए स्थिर कर दी गई थी) को कुछ दिनों तक नियमित योग और व्यायाम करवाया गया। मनोचिकित्सकों ने पाया कि इन लोगों में सामाजिक अनुभूति यानी दूसरे लोगों के चेहरों पर आने वाले भावों का उतार-चढ़ाव पढ़ने की क्षमता बढ़ गई थी। इनमें ऑक्सीटोसिन हॉर्मोन का स्तर भी बढ़ा पाया गया, जो किसी व्यक्ति को सामाजिक संबंध बनाने के लिए प्रोत्साहित करता है।

योग की वैज्ञानिकता

स्वास्थ्य को लेकर भारतीय सोच व पश्चिम की सोच में एक मूल अन्तर है। पश्चिमी देश मानता रहा है कि स्वस्थ शरीर में स्वस्थ मस्तिष्क रहता है, जबकि भारत मानता रहा है कि मस्तिष्क स्वस्थ है तो शरीर स्वत: ही स्वस्थ रहेगा। अत: भारत में व्यक्ति के मस्तिष्क को स्वस्थ रखने के उपायों पर अधिक जोर रहा। ऐसा ही एक उपाय है, योग। हम शरीर को एक ईकाई मानते हैं मगर ऐसा है नहीं। हमारा शरीर असंख्य कोशिकाओं का समूह है, जो ऊतक, अंग-तंत्र के समूह में बंध कर शरीर का निर्माण करते हैं। शरीर में पाचन, श्वसन, उत्सर्जन, ज्ञानेन्द्रियां,

अन्त:स्त्रावी, प्रतिरक्षी आदि अनेक तन्त्र मिल कर कार्य करते हैं। तन्त्रिका तन्त्र इन सब के बीच समन्वय बनाता है। समन्वय बिगड़ने से शरीर रोगी हो जाता है। वैज्ञानिक अनुसंधान बताते हैं कि इस समन्वय को बनाए रखने का प्रयास ही योग है। ज्ञानेन्द्रियां हमारे वातावरण में प्रतिपल होते परिवर्तनों का ज्ञान कराती हैं। उस ज्ञान के सन्दर्भ में हमारी प्रतिक्रिया पर ही हमारा स्वास्थ्य निर्भर करता है। इस प्रतिक्रिया को सयंमित बनाए रखना ही योग है। श्री कृष्ण ने गीता में कहा है –

युक्ताहारविहारस्य, युक्तचेष्टस्य कर्मसु।
युक्तस्वप्नावबोधस्य,योगो भवति दुःखहा।।

खाने, पीने, सोने, जागने सभी का नियन्त्रण करना होता है। इसे ही चित्त को निश्चल बनाना कहते हैं। यही योग है। जो योग को साधने में सफल रहे, वही योगी कहलाते हैं।

जीव-विज्ञान के अनुसार तन्त्रकीय क्रियाएं दो प्रकार की होती है-एच्छिक तथा एनैच्छिक। एच्छिक क्रियाएं मस्तिष्क से नियंत्रित होती हैं। एनैच्छिक क्रियाएं दो परस्पर विपरीत दिशा में कार्य करने वाले तन्त्रकीय व्यवस्था से नियंत्रित होती हैं। नवीन अनुसंधान बताते हैं कि अन्त:स्त्रावी ग्रन्थियों का एक और तन्त्र भी हारमोनों के माध्यम से शरीर के नियंत्रण में बहुत महत्त्वपूर्ण भूमिका निभाता है। हमारे शरीर को स्वस्थ बनाए रखने के लिए प्रतिरक्षातन्त्र कार्य करता है। वातावरण में उपस्थित हानिकारक सूक्ष्म जीवों का शरीर पर आक्रमण होने पर प्रतिरक्षीतन्त्र उनके विरुद्ध कार्यवाही कर शरीर को स्वस्थ रखने का यत्न करता है। अनुसंधान बताते हैं कि प्रतिरक्षा तन्त्र शरीर की छठीं ज्ञानेन्द्रि की तरह भी कार्य करता है। शरीर में संक्रमण होने की सूचना प्रतिरक्षातन्त्र मस्तिष्क को भेजता है। उसके बाद मस्तिष्क अन्य अंगों को आवश्यकतानुसार सन्देश भेज कर रोग का उपचार करने का प्रयास करता है। उदाहरण के लिए अस्वस्थ होने पर पाचनतन्त्र ठीक तरह कार्य करने की स्थिति में नहीं है तो यह भोजन करने की इच्छा समाप्त कर देगा। शरीर में ऊर्जा उत्पादन ठीक से नहीं हो रहा तो चलने-फिरने की इच्छा समाप्त हो जाएगी।

विज्ञान यह मानता रहा है कि तन्त्रिका तन्त्र तथा अन्त:स्त्रावी तन्त्र पर संवेदनाओं का असर होता है। मगर अब सिद्ध हो गया है कि प्रतिरक्षातन्त्र स्वतन्त्र रूप से कार्य करता है। 'जेम्स मेकेंजी' द्वारा जब यह प्रदर्शित किया गया कि गुलाब के फूलों से एलर्जी रखने वाला व्यक्ति, गुलाब के फूलों का चित्र देख कर भी बीमार हो सकता है। स्पष्ट है कि भावनाएं त्वचा के माध्यम से प्रतिरक्षीतन्त्र को प्रभावित कर सकती हैं।

योग की वैज्ञानिक मान्यता के लिए एम्स में हो रहे हैं शोध

- मॉडर्न मेडिसिन के साथ योग को वैज्ञानिक मान्यता दिलाने के लिए एम्स के कई विभाग रिसर्च में जुटे हुए हैं। कार्डियक, रेस्पिरेटरी, न्यूरो, डायबिटीज के साथ ज्यादा ध्यान, लाइफ स्टाइल डिसीज़ और उस पर पड़ने वाले योग के प्रभाव को लेकर है।

- एम्स के निर्देशक का कहना है कि अध्ययन और शोध के जरिये मॉडर्न मेडिसिन की दुनिया में यह साबित करना अभी बाकी है कि बीमारियों के इलाज में दवाओं के साथ-साथ योग बड़ी भूमिका निभाता है।

- पल्मोनरी मेडिसिन (फुफ्सीय दवा)के क्षेत्र में लंबे समय से चिकित्सा और शोध से जुड़े डॉक्टर ने बताया कि दवाओं के साथ-साथ योग अपनाने से मरीज की सेहत में तेजी से सुधार के सैकड़ों उदाहरण हैं, लेकिन अंतरराष्ट्रीय आधुनिक दवाओं में इसकी स्वीकारोक्ति तब तक संभव नहीं जब तक समूचे मैकेनिज्म यानी योग से शरीर के भीतर होने वाले अंदरूनी बदलाव से पर्दा नहीं उठाया जाता।

- इसके लिए एम्स में लाइफ स्टाइल डिजीज से जुड़े अधिकांश विभाग एक प्रमाणित शोध में जुटे हुए हैं। साथ ही किस बीमारी में किस तरह के योग से फायदा होगा और उसका मानक क्या होगा इस रिपोर्ट को तय करने के लिए भी एम्स काम कर रहा है।

  एम्स के निर्देशक के मुताबिक अगले एक साल में एम्स दुनिया के सामने चिकित्सा के क्षेत्र में योग का वैज्ञानिक आधार और उससे जुड़ी रिपोर्ट रखेगा।

- योग को लेकर एम्स में होने वाले अनुसन्धान का इतिहास वैसे बेहद पुराना है। योगियों का ज्ञानेन्द्रियों पर विजय पाने को लेकर पहला शोध सन् 1957 में शुरू हुआ था, जो 61-62 में सार्वजनिक भी हुआ, जिसमें अतिशयोक्ति को दरकिनार करते हुए वैज्ञानिकों ने ये बताया कि योग के जरिये योगी अपने धड़कनों को रोक तो नहीं सकते लेकिन योग्याभ्यास से उस पर एक हद तक काबू जरूर पा सकते हैं।

- इतना ही नहीं एम्स में 1990 के एक शोध में यह भी पाया गया की योग के जरिये मस्तिष्क को तनाव रहित और तनाव ग्रस्त दोनों ही किया जा सकता है।

- एम्स के शरीर विज्ञान विभाग के निर्देशक बताते हैं कि यौगिक क्रिया से रक्त में हानिकारक पदार्थों की बढ़ती मात्रा पर नियंत्रण होता है, जिससे रक्त में शुद्धता आती है और उसका सकारात्मक प्रभाव शरीर के सभी महत्त्वपूर्ण अंगों के कामकाज पर पड़ता है। इंफ्लामेशन (सूजन) पर कंट्रोल से बीमारियों पर नियंत्रण संभव हो जाता है।

- एम्स में योग का एक अलग विभाग भी स्थापित किया गया है, जिससे योग के क्षेत्र में शोध को एक नई दिशा मिली है। शोधकर्ताओं के मुताबिक अब तक के नतीजे सकारात्मक हैं।

- दिल्ली के अखिल भारतीय आयुर्विज्ञान संस्थान (एम्स) ने कई शोध करके योग की अहमियत पर मुहर लगा दी है। मोटापा, तनाव, मधुमेह, अस्थमा, ब्लड प्रेशर जैसी बीमारियों के इलाज में दवा के साथ-साथ योग किया जाए तो यह टॉनिक का काम करता है।

- एम्स के निदेशक ने कहा कि संस्थान के सेंटर फॉर इंटिग्रेटिव मेडिसिन एंड रिसर्च के नेतृत्व में विवेकानंद योग अनुसंधान संस्थान के साथ मिलकर योग से जुड़ी परियोजनाओं पर शोध किया जा रहा है। विवेकानंद योग अनुसंधान संस्थान के 10 योग विशेषज्ञ शोध में मदद कर रहे हैं। इसका मकसद योग के फायदों पर साक्ष्य एकत्रित करना है, ताकि इलाज में योग की भी मदद ली जा सके।

- योग से शरीर के अंदर कई तरह के परिवर्तन आते हैं। एम्स में कुछ मरीजों को 12 सप्ताह तक योग करवाकर उनके खून की जांच की गई तो पाया गया कि ब्लड प्रेशर, स्ट्रॉक, तनाव आदि बीमारियों के लिए जिम्मेदार मार्कर की कमी आ गई थी।

- योग हृदय के ऐसे मरीजों के लिए भी उपयोगी है, जिनकी बाईपास सर्जरी संभव नहीं होती। एम्स में वर्षों पहले किए गए शोध में यह पाया गया था कि सर्जरी नहीं हो पाने के बावजूद योग ऐसे मरीजों का जीवन बढ़ाने में मददगार है।

योग से अस्थमा पीड़ितों की दवाओं में कमी

डॉक्टर का कहना है कि एम्स में अस्थमा के इलाज में योग के इस्तेमाल पर पहले शोध हो चुका है। तब यह पाया गया था कि अस्थमा के मरीजों को दवा व इनहेलर देने के साथ-साथ योग कराया जाए तो फेफड़ा मजबूत होता है और मरीज की दवाएं धीरे-धीरे कम हो जाती हैं। एम्स इस शोध के नतीजों को कनाडा में प्रदर्शित कर चुका है।

एक अन्य शोध में यह पाया गया है कि अस्थमा के मरीजों के लिए योग रिहैबिलिटेशन (पुनर्वास) के बराबर कारगर है। रिहैबिलिटेशन की सुविधा उपलब्ध कराने के लिए कई उपकरणों की जरूरत पड़ती है, जबकि योग में कोई खर्च नहीं है। उन्होंने कहा कि फेफड़े की बीमारी आम होती जा रही है। इलाज के बाद टीबी तो ठीक हो जाती है, लेकिन मरीज के फेफड़े कमजोर हो जाते हैं इसलिए सीओपीडी व टीबी के इलाज में योग के इस्तेमाल पर भी शोध शुरू किया गया है। इसके अलावा हृदय व दिमाग की बीमारियों में योग के इस्तेमाल पर शोध चल रहा है।

योग द्वारा माइग्रेन का इलाज

देश में माइग्रेन की समस्या बढ़ रही है। इसके मद्देनजर न्यूरोलॉजी विभाग के चिकित्सकों ने माइग्रेन के इलाज में योग के इस्तेमाल पर शोध शुरू किया है। करीब 144 लोगों पर यह शोध किया जा रहा है। इन्हें एक साल तक सप्ताह में तीन दिन योग कराकर उसके नतीजों का परीक्षण किया जाएगा। चिकित्सकों को उम्मीद है कि शोध के नतीजे उत्साहजनक आएंगे। माइग्रेन के अलावा योग मिर्गी के इलाज में कितना लाभकारी है, इस पर भी शोध किया गया है।

योग का शारीरिक स्वास्थ्य पर प्रभाव

हम जानते हैं कि आजकल ज्यादातर बीमारियों का तनाव से कुछ ना कुछ संबंध होता है। रोजमर्रा के जीवन का तनाव शरीर के कई हिस्सों, हृदय के रोग से लेकर शरीर के पूरे प्रतिरोधी तंत्र पर पड़ता है। हजारों सालों से योग में इन तनावों से निपटने के तरीकों का विकास हुआ है, जिनसे जीवन में तनाव से होने वाले नुकसान को कम किया जा सके। सभी तनाव संबंधी बीमारियों में इसके फायदे सिद्ध हो चुके हैं। इसमें उच्च रक्तचाप, ऑटो इम्यून डिसऑर्डर, अवसाद, घबराहट और बर्नआउट जैसी हृदय प्रणाली की परेशानियां भी शामिल हैं। पीठ और गर्दन के दर्द से लेकर विचलित करने वाले बोवेल सिंड्रोम में भी इससे फायदा होता है। योग से केवल लक्षण ही नहीं, मूल बीमारी भी ठीक हो जाती है। योग का सबसे प्रमुख पक्ष है सांस और गति के बीच तालमेल स्थापित होना, जिससे मनुष्य शांति और विश्राम की स्थिति में पहुंच जाता है। तनाव की स्थिति में हमारा सिंपेथेटिक नर्वस सिस्टम (सहानुभूति तंत्रिकाएं) सक्रिय रहता है। तनाव और उसके साथ आने वाली थकावट की अनुभूतियों का असर कम करने के लिए हमें तनाव के चक्र को नियमित रूप से तोड़ने की जरूरत होती है। योगाभ्यास कर शांति और विश्राम की स्थिति में आने से हमें खुद के बारे में अच्छी अनुभूति होती है। यह विचार कि हम खुद पर नियंत्रण के लिए कुछ कर सकते हैं, तनाव के असर को कम करता है और इस तरह तनाव की अनुभूति कम तनावपूर्ण लगने लगती है।

वैज्ञानिकों के विचार

- आसनों के नियमित अभ्यास से शरीर में स्थित अंत:स्रावी ग्रंथियां विजातीय द्रव्य या विष से मुक्त होकर अपना कार्य भलीभांति करती हैं, जिससे उनकी रोग-प्रतिरोधक क्षमता बढ़ जाती है। इससे मनुष्य शरीर हमेशा निरोग और जवान बना रहता है।

- योग से शरीर की रक्त वाहक धमनियां सख्त नहीं होती हैं और इससे हृदय को शक्ति मिलती है। हृदय दीर्घ समय तक बिना रोग के चलता रहता है।

- रीढ़ और रीढ़ की हड्डियां (जो शरीर के समस्त ज्ञान तंतुओं के क्रियाकलाप पर नियंत्रण रखती हैं) लचीली बनी रहती हैं। इनसे हड्डियां अपने स्थान से अलग या टेढ़ी-मेढ़ी भी नहीं होती हैं, जिसके परिणामस्वरूप व्यक्ति जल्दी बूढ़ा नहीं होता है।

- फेफड़ों की सजीवता क्षीण नहीं हो पाती है। श्वास क्रिया का नियमन होता रहता है। खून साफ होता है और खून में वृद्धि होती है। मन में स्थिरता और शांति आती है।

- मांसपेशियों को ताकत मिलती है। आसन दुबले और कमजोर आदमी को स्वस्थ रखते हैं तथा मोटे आदमी को स्वस्थ और पतला बनाते हैं।

- आसनों से पाचन-तंत्र शक्तिशाली होते हैं और पेट की सम्पूर्ण रूप से सफाई हो जाती है। योग के द्वारा कम-से-कम समय में अधिक-से-अधिक लाभ देने वाली ऊर्जा व्यक्ति को प्राप्त होती है।

- आसनों के नियमित अभ्यास से मेरुदंड में स्थित कुंडलियों को सजग करने में मदद मिलती है। इससे दिमाग सही रहता है। धारणाशक्ति को ताजगी मिलती है।

- आसन स्त्रियों की शरीर संरचना के अनुकूल भी होते हैं।

- आसनों के नियमित अभ्यास से स्त्रियों में सुंदरता, और अन्य नारी उपयोगी गुण उत्पन्न होते हैं।

- आसन चिकित्सा, वायु चिकित्सा के अंतर्गत प्राकृतिक चिकित्सा भी आती है। बिना योग चिकित्सा के प्राकृतिक चिकित्सा पूरी ही नहीं हो सकती है। योग चिकित्सा दूसरी चिकित्सा विधि से प्राप्त लाभ की अपेक्षा अधिक स्थायी होती है। इस चिकित्सा की सबसे बड़ी एक विशेषता यह भी है कि रोग एक बार ठीक होने के बाद दोबारा उभरता नहीं। इसका कोई दुष्प्रभाव भी नहीं होता है।

- हृदय रोग और रक्तचाप के रोगियों को बिना चिकित्सक की अनुमति के योगासन नहीं करना चाहिए। महिलाओं को सिद्धासन या मयूरासन नहीं करना चाहिए। सप्ताह में एक दिन योगासन न कर भ्रमण या तैराकी आदि करनी चाहिए। योगासन शांत और प्रसन्न मुद्रा में करें। सप्ताह में एक बार फलाहार, रसाहार या उपवास करना सेहत के लिए उत्तम होता है।

- योगासन से पूर्व शवासन करना लाभप्रद होता है। आसनों के क्रम का विशेष ध्यान रखा जाना चाहिए। एक आसन के बाद उसका पूरक आसन भी करना चाहिए। आसन ऊबड़-

खाबड़ भूमि पर न करें। इसके लिए समतल भूमि होनी चाहिए और उस पर कंबल या दरी आदि अवश्य ही बिछायें।

- आसान करते समय थकावट की अनुभूति होने पर आसन न करें और आसन में जोर भी न लगायें। इससे लाभ के स्थान पर हानि हो सकती है। हर दो-तीन आसन के बाद आराम करें। आसन आप उतनी देर तक ही करें जितनी देर तक आप सरलतापूर्वक कर सकें। आसन के लिए कोई समय सीमा निर्धारित नहीं है किसी भी आसन में अक्सर श्वास सम्बन्धी संशय हो जाता है कि इस आसन में श्वास भरकर रखना है या बाहर निकालना है। ऐसे में आसन को श्वास सामान्य रखकर करना ही हितकर होता है।

- आसनों का अभ्यास विशेषज्ञ की देखरेख में ही करना स्वास्थ्य के लिए सर्वोत्तम रहता है। आसन के आधा घंटा बाद दूध-फल आदि अवश्य लेना चाहिए, अगर दूध न हो तो एक गिलास पानी ही पी लें।

- आसन और भोजन करने के बाद मूत्र त्याग अवश्य ही करना चाहिए इससे जमा विजातीय पदार्थ मूत्र के साथ बाहर निकल जाते हैं और कभी घुटनों में दर्द की शिकायत नहीं रहती है।

- कब्ज होने पर एक-दो गिलास ठंडा या गर्म जल पीकर, भुजंगासन, पवन मुक्तासन, योग मुद्रा करके शौच जाएं।

- आंव के रोगी मेरुदंड के पीछे झुकने वाले आसन न करें। जिनकी आंखें लाल हो गई हों, उन्हें शीर्षासन नहीं करना चाहिए। रात्रि में साढ़े दस बजे सोकर, सुबह चार बजे उठने की आदत डालें। यह दिनचर्या स्वास्थ्य के लिए अति उत्तम होती है।

- अब तक हमने योग को केवल एक धार्मिक दृष्टी से देखा है पर साथ ही हम यह भी जानते हैं की इस धार्मिक क्रिया का प्रभाव हमारे शरीर पर बड़े ही सकारात्मक तौर पर होता है, लेकिन देश के वैज्ञानिक अब तक इस उधेड़बुन में हैं की किसी धार्मिक क्रियाकलाप से किस प्रकार शरीर में भौतिक बदलाव आते हैं।

❐

योग की जन्म गाथा

योग के लाभों को देखते हुए अक्सर मन में जिज्ञासा उत्पन्न होती है कि इतने सारे आसन, जो हर रोग में कारगर हैं, उन्हें बनाया किसने होगा? कैसे और कब इनका जन्म हुआ होगा? यह खोज है या आविष्कार, कैसे यह धरती पर आए? कितना पुराना है इनका इतिहास? आइये जानते हैं।

योग शब्द संस्कृत व्याकरण के 'युज' धातु से बना है जिसका अर्थ है 'जोड़ना'। महर्षि पाणिनी ने 'युज' धातु के तीन अर्थ किये हैं। युर्जिर-योग, युज्-समाधौ, युज्- संयमने अर्थात् योग का अर्थ है-मिलन व जोड़ना, संयम तथा समाधि। परमात्मा का आत्मा से मिलन। अंग्रेजी का योक (yoke) शब्द भी उसी धातु से बना है। आरम्भ में अंग्रेजी के (yoke) और संस्कृत के 'योग' का शाब्दिक भाव एक ही था—किसी वस्तु से अपने को जोड़ना।

'योग' शब्द दुनिया भर में अपनी पहचान बना चुका है। यौगिक संस्कृति में शिव को भगवान नहीं, बल्कि आदियोगी यानी पहले योगी के रूप में जाना जाता है। शिव जी ने ही योग का बीज मनुष्य के दिमाग में डाला। शिव ने अपनी पहली शिक्षा अपनी पत्नी पार्वती को दी थी, दूसरी शिक्षा जो योग की थी, उन्होंने केदारनाथ में कांति सरोवर के तट पर अपने पहले सात शिष्यों को दी थी। यहीं दुनिया का पहला योग कार्यक्रम हुआ।

बहुत सालों बाद जब यौगिक विज्ञान के प्रसार का काम पूरा हुआ तो सात पूर्ण ज्ञानी व्यक्ति तैयार हुए- सात प्रख्यात साधु, जिन्हें भारतीय संस्कृति में सप्तऋषि के नाम से जाना और पूजा जाता है। शिव ने इन सातों ऋषियों को योग के अलग-अलग आयाम बताए और ये सभी आयाम योग के सात मूल स्वरूप हो गए।

इन सप्त ऋषियों को विश्व की अलग-अलग दिशाओं में भेजा गया, जिससे वे योग का ज्ञान लोगों तक पहुँचा सकें, जिससे इंसान अपनी सीमाओं और मजबूरियों से बाहर निकलकर अपना विकास कर सके।

योग की जन्म गाथा

योग शब्द भारत की देन है तथा यह आज जिस विस्तृत रूप से विश्व पटल पर आसीन है उसको देखकर ये नहीं लगता की योग भारत की देन है। हम भारतीयों के लिये आश्चर्य व सोच की बात है कि जब योग योग था तब हम इसे अपना न सके परंतु जब यही योग, 'योगा' बनकर उभरा तो हमने इसको अपनाने में देर न की। इसका कारण है हमारी हीन-भावना व अपने पर विश्वास न होना। हमने अपनी ही चीज को तब अपनाया जब दूसरों ने इसको हमें दिया, जबकि योग तो भारतीय संस्कृति की ही देन है। योग भारतीय संस्कृति की नींव का हिस्सा है।

सूर्य का भारतीय दर्शन में जीवन दाता के रूप में स्थान है, सूर्य को ही सबसे पहले हिरण्यगर्भ ब्रह्मा ने योग उपदेश दिया। यही योग दर्शन फिर दो भागों में बांटा गया-एक ब्रह्मयोग व दूसरा कर्मयोग। ब्रह्मयोग को आगे विकसित करने का श्रेय सनक, सनन्दन, सनातन, कपिल, आसुरठि, वोदु, पच्चंशिख, नारद आदि ऋषि मुनियों ने आगे बढ़ाया। ब्रह्मयोग को जन सामान्य के सामने सरलता से प्रस्तुत करने के लिए ही इसको सांख्य, अध्यात्म व योग का नाम भी दिया। गुरु व शिष्यों द्वारा ही योग का ज्ञान एक पीढ़ी से दूसरी पीढ़ी में सरलता से पहुंचता गया।

योग की नींव भारत में ही पड़ी थी। इसके प्रमाण के लिए अगर 5000 पूर्व के भारतीय इतिहास पर हम नजर डालेंगे तो पायेंगे की योग की शिक्षा श्री कृष्ण के मथुरा छोड़ने पर दुखी राधा और उनकी सखियों को दी थी कि वे योग को जीवन में अपनाएं और कृष्ण विरह के अवसाद से स्वयं को बाहर निकाले। इतना ही नहीं वैदिक युग का तो आधार स्तंभ ही योग था। वैदिक काल में ऋषि-मुनियों ने जीवन को चार आश्रमों में बांटा था- ब्रह्मचर्य, गृहस्थ, संन्यास, वानप्रस्थ। इन चारों ही आश्रमों में योग किसी न किसी रूप में इंसान के जीवन में विद्यमान था। ऋग्वेद की रचना 1500 ई.पू. से 1000 ई.पू. के बीच हुई थी। इसमें योग की महिमा का पूर्ण विवेचन किया गया है। उपनिषद में भी योग विद्या का उल्लेख मिलता है।

योगाभ्यास का प्रमाणिक व चौंकाने वाला प्रमाण चित्र सहित लगभग 3500 ई.पू. सिंधु घाटी की खुदाई में मिले दिवारों पर अंकित योग के चित्र व योग करती मूर्तियां व मोहरों पर अंकित योग मुद्रायें जो कि भारत में योग की उत्पत्ति को प्रमाणिक रूप से सिद्ध करती हैं। सिंधु घाटी ही नहीं अनेक ग्रन्थों की गाथाएं भी हमें निरन्तर बताती हैं कि योग भारत में जन्मा है और आगे चलकर यह विश्व के कोने-कोने तक पहुंचा।

याज्ञवल्क्य स्मृति में

कहा गया है कि योग के द्वारा आत्म दर्शन करना ही सबसे बड़ा धर्म है। वैदिक युग पूरी तरह से योग का युग है। याज्ञवल्क्य की स्मृति जीवन व प्रकृति के बीच जो संबंध प्रकट करती दिखाई देती है, उसका आधार कहीं न कहीं योग ही कहा जा सकता है तथा इसको नकारा नहीं जा सकता है।

मुनि पतंजलि ने भी वैदिक युग के योग को लेकर जो रचनायें लिखी हैं, वह अद्भुत व प्रभावशाली हैं जो कि आज के योग की सच्ची नींव कही जायेंगी।

मुनि यास्क ने कहा, 'कि जब इंसान आलस्य सीमाओं को लांघ गया तब ऋषियों ने योग की उत्पत्ति की, मानव जीवन को सन्तुलित करने के लिए'। भारतीय मनीषियों ने योग को एक अद्भुत ज्ञान के रूप में प्रस्तुत किया।

योग भारत की देन है। इसके प्रमाण तो शत प्रतिशत सही हैं परंतु योग की नींव भारत में कब रखी गयी इस बात को सिद्ध करना कठिन सा लगता है। योग शास्त्र भारत की गरिमा है। वैदिक संहिता, वेद, पुराण, उपनिषद् इस बात को पूर्ण सिद्ध करने के लिए पर्याप्त रूप से जगत के सामने हैं, क्योंकि ये सभी योग की विभिन्न स्थितियों व परिस्थितियों को उजागर कर रही हैं। मन, प्राण, साधना आदि योग की मुख्य क्रियाएं हैं, जो की इन सभी में पूर्ण रूप से बतायी गयी हैं। ऋगवेद की ऋचाएं यजुर्वेद के मंत्र योग की उद्घोषणा से जनसामान्य का मार्गदर्शन करते प्रतीत होते हैं। अथर्ववेद का आधार भी योग की धारा ही है। योग की सबसे प्रमुख धारा प्राणविद्या का वैदिक ऋचाओं में खुलकर उल्लेख मिलता है। तो दूसरी तरफ वैदिक संहिताएं हमें प्राण, अपान, व्यान, उदान समान उदान का पूर्ण उपदेश देती हैं। अथर्ववेद में प्राण और अपान व व्यान और उदान के युगल का अति सुंदर व सटीक उल्लेख मिलता है। प्राणों के बारे में विस्तार से जानकारी भी अथर्ववेद की ही देन है। अथर्ववेद के 11वें कांड में चौथा सूक्त प्राण विद्या की बहुत सटीक जानकारी देता है। इस सूक्त में व्यष्टि से समष्टि तक प्राण के विभिन्न आधारों एवं क्रियाकलापों को विस्तार पूर्वक बताया गया है। सूक्त का प्रथम मंत्र ही प्राण की व्यापकता का उल्लेख कुछ इस तरह से करता है कि 'उस प्राण को करे सब नमन जिससे वश में सब कुछ है' यजुर्वेद की ऋचाओं में प्राणों को ब्रह्मऋषि की संज्ञा दी गयी है।

याज्ञवल्क्य स्मृति व रामायण, महाभारत में हिरण्यगर्भ को योग का जनक माना गया है। ऋग्वेद के दसवें मंडल का 121वां सूक्त हिरण्यगर्भ सूक्त कहलाता है। ऋग्वेद में बताया भी गया है कि हिरण्यगर्भ कोई और नहीं बल्कि ब्रह्मा का ही अंश है। रामायण में तो हिरण्यगर्भ को जगत की आत्मा बताया है। इस बात से ये पूरी तरह से सिद्ध हो जाता है कि वैदिक युग 'योग' को ईश्वर की संज्ञा देता है। योग के प्रवक्ता हिरण्यगर्भ के बारे में अनेक धारणाएं हैं। कुछ लोग कहते हैं कि हिरण्यगर्भ ब्रह्मा ही हैं। कुछ का मानना है कि हिरण्यगर्भ कपिल मुनि ही हैं तो कुछ पतंजलि को हिरण्यगर्भ की उपाधि देते हैं।

सार केवल इतना ही कहता है कि भारतीय साहित्य ने योग को पूर्ण महत्त्व दिया है। विषय प्रतिपादन की नजर में योग दर्शन सांख्य दर्शन का ही भाग है। यद्यपि सांख्य दर्शन का जन्म योग दर्शन से पहले हुआ है परंतु दोनों में इतनी अधिक समानता है कि दोनों एक दूसरे के पूरक कहे जा सकते हैं।

भगवान श्री कृष्ण ने तो सांख्य व योग इन दोनों शास्त्रों को पृथक समझने वालों को मूर्ख की उपाधि दी है। दोनों ही शास्त्र दुख का कारण अविवेक को बताते हैं और अविवेक बिना योग के होता है। जहां योग है वहां पर विवेक संयम, शुद्धता, बुद्धिमत्ता खुद ही आ जाती है। महाभारत के अनेक प्रकरणों विशेष पर्व, शान्तिपर्व, अश्वमेघ पर्व, अनुशासन पर्व में योग से मिलने वाले लाभों को बताया गया है। योग के बारे में जितनी अद्‌भुत व ज्ञानशील जानकारी गीता में मिलती है, उतनी कहीं भी नहीं मिलती है।

योग की परिभाषा, योगचर्या और उसके अन्तर में रहने वाले गुण जिनका प्रभाव व्यक्ति के पूर्ण व्यक्तित्व को प्रभावित करते हैं, इन सब बातों को बड़े मनोरम रूप में व विविध रूपों जैसे ज्ञानयोग, कर्मयोग, भक्तियोग, राजयोग आदि के रूप में पूर्ण विस्तृत रूप में पाते हैं। योग के हर रूप का विस्तृत भंडार है श्री कृष्ण की 'भगवद्‌गीता'। पुराण भी योग के लाभों के ज्ञान में पीछे नहीं हैं। पुराणों में भी हमें योग विषयक जानकारी बहुत ही आसानी से मिल जाती है। इतना ही नहीं वायु, शिव, ब्रह्म, गरुण, विष्णु, अग्नि, लिंग पुराण के योग वर्णन अपने आपमें पूर्णता लिये हैं।

गरुण पुराण के चौदहवें अध्याय में ध्यान योग वर्णन, अग्नि पुराण का क्रिया योग वर्णन विष्णु पुराण का यम नियमादि अष्टांग योग विवरण अपने आप में सक्षम व ध्यान आकर्षित करने वाला है। इतना ही नहीं वायु पुराण का दसवां अध्याय हमें योग करने के सही व गलत नियमों की जानकारी प्रदान करता है। पतंजलि वो प्रथम ऋषि थे जिनके द्वारा योग शिक्षा राजा-महाराजाओं से जन सामान्य तक आई। कृष्ण की तरह ही महावीर, बुद्ध ने भी योग का समर्थन किया। पतंजलि जब इसे जनसामान्य तक लाये तो फिर आगे चलकर सिद्धपंथ, शैवपंथ, नागपंथ, वैष्णव और शाक्त पंथियों ने अपने अपने अनुसार योग को नये-नये रूपों में प्रस्तुत किया। सार इतना ही कहता है कि योग सम्पूर्ण जगत को भारत की देन है।

जिस तरह से ईश्वर भारत के कण-कण में अपनी अमिट छाप छोड़ता है, उसी तरह योग भी भारत के कोने-कोने से साक्ष्य को साथ लेकर ऐतिहासिक काल के प्रमाण देता है। योग पूर्ण आत्मीयता के साथ अपने को अपने अंक में समेटता है। योग संसार को व्यावहारिक दृष्टि से उन्नति देने का कार्य कर रहा है तथा इसका प्रभाव अधिकतम व अमिट है। अवसाद, हिंसा, दु:ख, वेदना, अशान्ति के समय योग का प्रयोग दिल को सुकून व मन को धैर्य व दिमाग को सही सोच प्रदान करता है और जब दिल, मन, दिमाग शुद्ध रहेंगे तो फिर पृथ्वी पर शान्ति का माहौल रहेगा।

ये प्रमाणिक रूप से सिद्ध हो चुका है कि योग शील व्यक्ति की बुद्धि पूर्ण शुद्ध होती है और शुद्ध बुद्धि हमेशा विकास की राह पर चलती है और विनाश को रोकती है। हिमालय की गुफाएं, तमिलनाडु, असम, बंगाल के अन्य प्रदेश में छिपे प्रमाण सम्पूर्ण मानव जगत को एक बार फिर पुकारते हैं कि योग में ही जीवन का सार है। अतः योग को अपनायें और जीवन को सुखमय बनायें।

योग के प्रकार

योग की उच्चावस्था जो की समाधि और मोक्ष मानी जाती है, उसे पाने के लिए योग की प्रमाणिक पुस्तकों में चार प्रकार के योगों का वर्णन किया गया है ।

1. **मन्त्रयोग** - मन्त्रयोग का संबंध प्राणी के मन से है। मन वही कहलाता है, जो सोचता है, मनन चिंतन करता है। कहा गया है कि मन्त्रयोग अल्पबुद्धि साधकों के लिए प्रभावशाली है। मन्त्र के उच्चारण से ध्वनि की तरंगे निकलती हैं और उसका प्रभाव शरीर और आत्मा दोनों पर पड़ता है ।

2. **हठयोग** - हठ का अर्थ जिद या जबरदस्ती कहा जा सकता है। हठप्रदीपिका पुस्तक के अनुसार 'ह' का अर्थ सूर्य और 'ठ' का अर्थ चंद्र को बताया गया है। अर्थात सूर्य और चन्द्र के मिलन की स्थिति ही हठयोग है ।

3. **लययोग** - लय का अर्थ है चित्त स्वरूप और जब साधक हर क्षण लय में आकर ब्रह्म का ध्यान करता रहे तो उसे ही लययोग कहा जाता है।

4. **राजयोग** - महर्षि पतंजलि के अनुसार यह योग साधक के क्लेश हरने में सक्षम है। यह योग क्रियायोग और अभ्यासों से आगे बढ़ता है। इन चार योगों के अलावा गीता में तीन प्रमुख योग का वर्णन किया गया है (1) ज्ञानयोग 2) कर्मयोग (3) भक्तियोग।

❑

योग एक मार्ग अनेक

परमात्मा हो या परमशांति या फिर गणित का कोई भी छोटा-सा सवाल। इन तक पहुंचने के या सवाल को हल करने के भले कई मार्ग व माध्यम होते हैं परंतु इनका उत्तर एक ही होता है। ऐसे ही योग की भी विभिन्न शाखाएं हैं, विभिन्न आसन और अवस्थाएं हैं परंतु सबकी मंजिल, सबकी उपलब्धि एक ही है।

योग शब्द सुनते ही अधिकतर लोगों के मन-मस्तिष्क में शारीरिक आसन, प्राणायाम इत्यादि आ जाते हैं। लोग सोचते हैं योग यानी योगासन। योगासन योग का ही एक हिस्सा है पर यह योग को सही मायने में परिभाषित नहीं करता। योग का अर्थ है 'जोड़' किन्हीं दो चीजों का मिलन, सन्धि। शरीर के विभिन्न आसनों के माध्यम से जब हम प्रकृति से जुड़ते हैं या अपने भीतर के अस्तित्व को बाहर के अस्तित्व से जोड़ते हैं। तो उसे तथाकथित 'योगासन' कहते हैं। पर जब योग परमात्मा को, परमशांति को, परम आनंद को, परम शक्ति को, परम सत्य व सत्ता को पाने के लिए किया जाता है तो इसका अर्थ और गहरा और भिन्न हो जाता है।

हर मनुष्य एक दूसरे से भिन्न है। सबका स्वभाव व प्रकृति भी अलग-अलग है। यही कारण है कि सबके विचार, मार्ग, उद्देश्य, सिद्धांत व मान्यताएं आदि भी भिन्न हैं। कोई अंतर्मुखी है तो कोई बहिर्मुखी, कोई आस्तिक है तो कोई नास्तिक, कोई व्यावहारिक है तो कोई औपचारिक, किसी का दृष्टिकोण वैज्ञानिक है तो किसी का काल्पनिक, कोई आध्यात्मिक है, तो कोई सांसारिक, इतनी भिन्नता के कारण ही आज धरती पर अनेक

धर्मवाद, भाषाएं, मान्यताएं, संस्कृति व परंपराएं आदि हैं पर इतनी भिन्नता के बावजूद भी जो सब में एक चीज सामान्य है, वह है सुख-शांति की खोज, सुकून और आनंद की तलाश। फर्क ये है कि आस्तिक आदमी के मार्ग भावनाओं एवं संवेदनाओं से होते हुए परमात्मा तक जाते हैं और नास्तिक आदमी के मार्ग तर्क एवं व्यावहारिकता से होते हुए तथ्य तक पहुंचते हैं। पर दोनों ही परम तक पहुंचना चाहते हैं। फिर वह परम आत्मा हो या परम शांति, परम शक्ति हो या परम अस्तित्व, परम चेतन्य हो या परम मुक्त। उस परम को पाना सभी चाहते हैं।

शायद यही कारण है कि मानव की विभिन्न प्रकृति को ध्यान में रखकर ही उस 'परम' तक पहुंचने के कई मार्ग निर्मित किए गए हैं, जिन्हें विभिन्न योगों से जाना जाता है। साधना के ये विभिन्न योग मानव को उस 'परम' तक पहुंचाने में पूरी तरह से मदद करते हैं। ऊपरी दृष्टि से योग के यह मार्ग परस्पर भले ही भिन्न हैं परंतु मंजिल सबकी एक ही है। प्रारंभ सबका अलग-अलग है परंतु अंत एक ही है। फिर उसे मंत्र योग कहो या हठ योग, राज योग कहो या ज्ञान योग, भक्ति योग कहो या कर्म योग या फिर ध्यान योग। नाम और मार्ग ही भिन्न हैं, परिणाम सबका एक है। किस तरह व कितने भिन्न हैं आपस में यह योग, यह जानना जरूरी है, जो इस प्रकार है-

मंत्र योग

जप द्वारा चेतना को अंतर्मुखी करना ही मंत्रयोग है। मंत्र के स्वरों में असीम शक्ति होती है। कुछ स्वर ऐसे हैं जिनकी गति ध्वनि की गति से भी तेज है। ऐसी ध्वनियां मनुष्य की ज्ञान शक्ति से परे हैं। मंत्र जाप के माध्यम से साधक अपने संकल्प एवं इच्छानुसार अपने इष्ट देवता या उसकी शक्ति को प्राप्त करने की कोशिश करता है। इसमें मंत्रों का उच्चारण, आसन, मुद्रा, समय, अवधि, जाप संख्या एवं उसकी नियमितता अहम भूमिका रखती है। जिसे बोलकर या मौन रहकर भी जपा जा सकता है। मंत्रों को रुद्राक्ष की माला के साथ शैव तथा तुलसी की माला के साथ वैष्णव प्रयुक्त करते हैं। मंत्र माला के बिना भी अभ्यास में लाए जा सकते हैं।

हठ योग

हठ का शाब्दिक अर्थ है 'संकल्प शक्ति' या किसी काम को करने की या किसी पदार्थ को पाने की अदम्य इच्छा, फिर चाहे वह कितना ही असाधारण क्यों न हो। हठ योग में साधक मन को शांत करने के लिए शरीर को क्रियाकलापों तथा विभिन्न प्रकार के तप-त्याग, संयम-व्रत, मौन-उपवास आदि के द्वारा नियंत्रित करता है। इसका उद्देश्य शरीर को सुदृढ़ व सुयोग्य बनाना है ताकि शरीर कठिनतम से कठिनतम हालातों को सहन कर सके और शारीरिक व्याधियों से मुक्त हो सके। हठ योगी का साधक मानता है कि वह अपने शरीर को जितना विभिन्न यातनाओं, कष्टों एवं व्रतों आदि से मजबूत बनाएगा उतना ही वह अधिक ऊर्जावान

और शक्तिशाली बनेगा। इतना ही नहीं उनकी इस तपस्या से खुश होकर उनको उनके इष्ट देवता मन चाहा आशीर्वाद देंगे।

राज योग

आत्मा ही परमात्मा का अंश है, यह कभी नहीं मरती न ही पैदा होती है, ऐसा मानकर या अनुभव में लेकर जो साधक स्वयं को जानने यानी 'मैं कौन हूं, कहां से आया हूं, कहां जाऊंगा' में लगता है तथा शरीर में रह रही आत्मा को परमात्मा से जोड़ने के अभ्यास में लगता है 'राजयोग' कहलाता है। आंतरिक एवं वैज्ञानिक तथा व्यावहारिक दृष्टिकोण रखने वालों के लिए यह सबसे उत्तम साधन है। आत्मा का परमात्मा में मिल जाना ही इस मार्ग का उद्देश्य है। यह मन को साधने और उसकी अलौकिक शक्तियों से संबंध रखता है। इस योग के माध्यम से आत्म ज्योति का अनुभव किया जा सकता है।

सच तो यह है, बचपन से ही हमारे मन ने बाहर की वस्तुओं को देखा व जाना है। अंतर्जगत की गतिविधियों व विज्ञान से हम अपरिचित रह जाते हैं, इसलिए हम उसके निरीक्षण की शक्ति खो बैठे हैं। राजयोग में साधक अपने मन को अंतर्मुखी करता है। उसके बहिर्मुखी गति को रोकता है तथा उसकी समस्त शक्तियों को केंद्रीभूत कर, अपने मन पर उसका प्रयोग करता है ताकि अपना स्वभाव समझ सके और फिर योग द्वारा उस परम से जुड़ सके।

ज्ञान योग

आध्यात्मिक मुक्ति के लिए या यूं कहें परम शक्ति, परम सत्ता, परम सत्य या परम तत्त्व को जानने के लिए विवेकपूर्ण बुद्धि के उपयोग पर बल देना तथा उसके तर्क संगत निर्णय से ही किसी निष्कर्ष पर पहुंचना 'ज्ञान योग' कहलाता है। देखा जाए तो यह योग का बौद्धिक और दार्शनिक पक्ष है। इसका साधक किसी बात को मानने पर नहीं जानने पर बल देता वह स्वयं के अनुभव एवं ज्ञान को सत्य मानता है। ज्ञानी का ज्ञान दो प्रकार का होता है- एक, हर ऐसी वस्तु से विचार हटाना और उसको अस्वीकार करना जो हम 'नहीं हैं' और दूसरा, केवल उसी पर दृढ़ रहना जो कि वास्तव में हम हैं, और वह है-केवल एक सच्चिदानन्द परमात्मा। ज्ञान योग, संसार को छोड़ने या त्यागने का मार्ग नहीं बल्कि संसार में रहकर संसार से निर्लिप्त रहने का मार्ग है। ज्ञान योग, सभी तरह के नाम-रूपों, नियमों और शास्त्रों आदि से परे होना व उनसे छुटकारा पाना है।

भक्ति योग

भक्ति योग यानी अपने से भिन्न परमात्मा के अस्तित्व को मानकर उसकी पूजा-अर्चना करना। न केवल यह मानना कि भगवान बाहर है बल्कि एक मात्र वही सर्वगुण संपन्न श्रेष्ठ व सर्व शक्तिशाली है। यह सारा संसार, प्रकृति, ब्रह्मांड आदि उसी के कारण चल रहा है, उस पर स्वयं को समर्पित कर देना। प्रेम, श्रद्धा, समर्पण एवं पूर्ण चिंताग्रस्त के साथ उसकी उपासना में लगे रहना ही भक्ति योग है। भावना प्रधान एवं संवेदनशील व्यक्तियों के लिए सर्वाधिक अनुकूल योग व मार्ग है। भक्तियोग में साधक श्रवण, कीर्तन, स्मरण, पाद सेवन, अर्चन, वंदन, दास्य, सख्य तथा आत्मनिवेदन, इन नौ ढंगों से अपने इष्ट को रिझाता व उसकी कृपा को प्राप्त करता है। देखा जाए तो भक्तियोग उच्चतम प्रेम का विज्ञान है। इसमें साधक जीवन की हर तकलीफ को भगवान का नाम लेकर उस पर छोड़ देता है तथा अटूट विश्वास रखता है कि यदि यह तकलीफ उसने दी है तो इन तकलीफों से बाहर भी वही निकालेगा।

कर्म योग

जीवन में अपने हर कार्य, जिम्मेदारी एवं कर्त्तव्य को पूरी ईमानदारी के साथ यह सोचकर करना कि कर्म ही जीवन है, कर्म ही पूजा है और कर्म ही प्रसाद। कर्म से सर्वोच्च कुछ भी नहीं है, हम जैसे कर्म करते हैं वैसा ही फल पाते हैं, यही 'कर्म योग' है। कर्मयोगी हर कार्य को उसी का आदेश समझकर करता है तथा वह जो भी करता है, अपने कर्ता भाव को उसी के चरणों में समर्पित करता है। वह मानता है कि जीवन अपने प्रत्येक रूप में कर्म के अतिरिक्त कुछ और नहीं है। कर्म के बिना इस शरीर की यात्रा भी नहीं हो सकती। अपनी कर्मठता के द्वारा साधक जगत के साथ तादात्म्य स्थापित करके अपने असली-स्वरूप को ढूंढ़ लेता है।

देखा जाए तो कर्म योग इस बात का प्रतीक है कि हमें किसी भाग्य या चमत्कार के भरोसे नहीं बैठना चाहिए, हमें अपने कर्म पर अपने भाग्य का निर्माण करना चाहिए। कर्मयोग में साधक का कर्म ही उसकी पूजा-अर्चना होती है। उसकी नजर में कोई भी कार्य छोटा-बड़ा या अच्छा-बुरा नहीं होता, न ही वह कार्य के परिणामों में कोई भेद करता है, वह अपनी असफलताओं को भी गले इसलिए लगाता है, क्योंकि वह उनसे भी बहुत कुछ सीखता है।

ध्यान योग

अपने मन को किसी कार्य या उद्देश्य में इतना तल्लीन कर लेना कि मन भी न बचे, 'ध्यान योग' कहलाता है। अपने से अधिक शक्तिसंपन्न विचार में या प्रबल इच्छा में स्वयं को बिसरा देना, विलीन कर देना ध्यान है। गहरी और लगातार तल्लीनता से व्यक्ति धीरे-धीरे

एक ऐसी स्थिति में पहुंच जाता है जहां वह सब कुछ भूल जाता है, यहां तक कि वह यह भी भूल जाता है कि वह शरीर है। यह तल्लीनता किसी सांसारिक लाभ के साथ-साथ,शक्ति संपन्नता, सिद्धि प्राप्ति या फिर अलौकिक शक्ति को पाने के लिए भी हो सकती है। परंतु जिसे हम विशेष तौर पर ध्यान कहते हैं वह परमात्मा में मिल जाने की है, जो साधक को शरीराभ्यास से ऊपर ले जाता है।

जिसे कोई श्वासों पर ध्यान केंद्रित करके पाता है तो कोई चक्रों को जाग्रत करके। कोई भ्रूमध्य पर प्रकाश को देखता है, तो कोई अनहद नाद को सुनता है। कोई नाचकर पाता है, तो कोई गाकर। कोई मौन को साधता है तो कोई मंत्रों को। विभिन्न विधियों से साधक स्वयं को केंद्रित कर, स्वयं को उसमें डुबोता है और ध्यान को उपलब्ध होता है।

❐

योग से जुड़ी भ्रांतियां

भले ही योग के आए दिन अच्छे परिणाम सामने आते हैं फिर भी बहुत से लोगों को इस पर कई संदेह हैं, जिसके चलते कई भ्रांतियां भी उत्पन्न हो गयी हैं। क्यों व कौन सी भ्रांतियां हैं वह जिसके कारण लोग योग को अपनाने से कतराते हैं, आइये जानते हैं।

दुनिया योग के सिर्फ शारीरिक पहलू को ही जानती है, जबकि यौगिक पद्धति में आसनों को बहुत कम महत्त्व दिया गया है। 200 से भी अधिक योग सूत्रों में से मात्र एक सूत्र आसनों के लिए है, लेकिन किसी तरीके से यही एक सूत्र आजकल खास अहमियत में है, दूसरी तरह से देखा जाए तो यह इस बात का इशारा है कि आज दुनिया किस रास्ते पर जा रही है। दुनिया में जीवन की गति की दिशा साफ है, वह गहरे आयामों यानी आत्मा से शरीर की ओर जा रही है। योग का मतलब है, जो आपकी प्रकृति को एक ऊंचाई तक पहुंचाए। योग का हर आसन, हर मुद्रा और हर सांस यानी सब कुछ इसी उद्देश्य पर केंद्रित है।

योग की उत्पत्ति बिना वेदों के नहीं हो सकती। सर्वप्रथम वेदों की उत्पत्ति हुई तत्पश्चात ऋषि पतंजलि ने योग को एक सूत्र मे बाधा ताकि मनुष्य योग का भरपूर लाभ उठा सकें और जन्म-मरण के चक्र से छूट कर अनन्त समय के लिए मोक्ष प्राप्त कर सकें। योग बिना ईश्वर को जाने, बिना माने नहीं हो सकता। क्योंकि ऋषि पतंजलि ने योग दर्शन में स्पष्ट किया है- चित्त की वृत्तियों को निरोध कर देना ही योग है। और योग का अर्थ है जोड़। यह योग किसके साथ और कौन करे? तो इस प्रश्न का उत्तर है की आत्मा ईश्वर से योग करे जिस कारण ईश्वर को आत्मा संवेदनाएं दे और ईश्वर आत्मा को प्रेरणाएं दे। अगर आप ईश्वर को ठीक-ठीक नहीं जानते और ना ही मानते हों तो योग हो ही नहीं सकता।

सर्वप्रथम स्वयं को जानना तथा इसके साथ ईश्वर और प्रकृति के स्वरूप को ठीक-ठीक जानना अति आवश्यक है अन्यथा जो आपका लक्ष्य कैवल्य का है वो आप नहीं प्राप्त कर पाएंगे। मन को एकाग्र कर परमात्मा में स्थापित करके आत्मा को ईश्वर में समाहित कर देना और ईश्वर के गुणों का चिंतन सूक्ष्म रूप में करना चाहिए ताकि आत्मा के भीतर ईश्वर के गुणों का प्रतिस्थापन हो सके। आज कुछ आसनों और प्राणायामों को योग कह कर मूर्ख बनाया जाता है और हम उस पर विश्वास करके लक्ष्य से बिछड़ जाते हैं, जबकि योगदर्शन में चार प्राणायाम बताये गए हैं, जिनके द्वारा मन को एकाग्र किया जा सके। तथा ऐसा आसन किया जाए, जिसमें दीर्घ काल तक स्थिर बैठा जा सके। योग दर्शन में इसके लिए भी स्पष्ट कहा गया है-**'स्थिर सुखस्य आसनं'**। अर्थात- जिस आसन में सुखपूर्वक स्थिर बैठा जा सके उसी आसन को करें। योग के लिए चार आसन योग दर्शन में बताये गए हैं। 1- पद्मासन 2- स्वस्तिकासन 3- अर्धपद्मासन 4- सुखासन। इन चार से विपरीत आसन में बैठ कर योग नहीं होता।

इसी प्रकार प्राणायाम के विषय में ऋषि दयानंद ने ऋग्वेद आदि भाष्यभूमिका में उपासना विषय में स्पष्ट किया है, जो मनुष्य नाक पकड़कर प्राणायाम करते हैं वह बाल बुद्धि के समान हैं। अनुलोम-विलोम करना मूर्खता होती है, ऐसा ऋषि दयानंद ने कहा है। आज हठ योग को योग की श्रेणी में रखा जाता है। हठयोग जैसे की कपालभाति, भ्रामरि, एक टांग पर खड़े हो जाना,अपने चारों ओर अग्नि जला कर बैठ जाना, अपने शरीर को कष्ट देना, उपवास करके स्वयं को दु:ख देना आदि-आदि होते हैं। योग दर्शन में स्पष्ट किया गया है कि हठ योग करना महामूढ़ता को दर्शाता है, ऋषियों के नाम पर जो तथाकथित योग बेचते हैं उसका प्रचार-प्रसार करते हैं, उनसे हमेशा सावधान रहना चाहिए। योग मनुष्य को उसके लक्ष्य तक पहुंचाता है परंतु अगर जाने-अनजाने हम योग का वास्तविक स्वरूप मनुष्यों के समक्ष नहीं रख रहे तो यह पाप ही होगा। आधुनिक भ्रम में योग को लेकर कई मिथ्या बातें हैं, जो लोगों को भ्रमित करती हैं।

योग एक्सरसाइज नहीं है

लोग मानते हैं कि जितनी कैलोरीज आप ट्रेडमिल पर एक्सरसाइज करके घटा सकते हैं, उतनी योग से नहीं कर सकते, लेकिन वही लोग ये नहीं जानते की योग भी एक तरह की एक्सरसाइज ही है, जो आपके शरीर के लिए बहुत लाभदायक है। यही नहीं कई लोगों को लगता है कि महिलाएं प्रेग्नेंसी के दौरान योग नहीं कर सकती हैं, जबकि यह बात सही नहीं है, प्रशिक्षक की देखरेख में प्रेग्नेंट महिलाएं योग कर सकती हैं।

योग सिर्फ युवाओं के लिए है

आपने अक्सर ये बात बड़े-बुजुर्गों को कहते सुनी होगी, लेकिन योग हर उम्र के लोगों के लिए लाभदायक है, चाहे 20 साल के युवा हों या 70 साल के बुजुर्ग, योग सभी के शरीर के लिए फायदेमंद है। आपको सिर्फ अपने स्वास्थ्य के हिसाब से योग चुनना है।

योग करने में समय नष्ट होता है

लोग अक्सर योग इसलिए भी नहीं करते, क्योंकि उन्हें लगता है कि योग करने में काफी समय लगेगा, लेकिन अगर आप प्रतिदिन 10 मिनट भी योग करते हैं, तो भी आपके शरीर को बहुत लाभ मिलता है।

योग सिर्फ पतले और फिट लोगों को करना चाहिए

ये बात सरासर गलत है। ऐसा नहीं है कि जो लोग शरीर से पतले और फिट हों, वहीं योग कर सकते हैं। आपका शरीर कैसा भी हो आप योग का लाभ जरूर ले सकते हैं। योग करके आप अपने शरीर को फैट से फिट भी बना सकते हैं।

योग में विविधताएं कम हैं

लोगों को लगता है कि योग में केवल एक-दो ही आसन हैं, लेकिन ये बात भी गलत है, अगर आप किसी योग संस्थान में जाकर सीखें तो आपको हर रोज बहुत से नए-नए आसन देखने को और करने को मिलेंगे।

चोट से पीड़ित व्यक्ति योग नहीं कर सकते

योग को लेकर ये बात भी काफी प्रचलित है कि चोट या फिर किसी तरह के दर्द से पीड़ित व्यक्ति योग नहीं कर सकता। हां आप ऐसे में हर तरह के आसन नहीं कर सकते, लेकिन योग शिक्षक के प्रशिक्षण में कुछ आसन जरूर कर सकते हैं। योग के आसन आपके दर्द को कम करने का भी काम करेंगे।

योग करने के लिए शरीर लचीला होना चाहिए

अक्सर आपने लोगों को ये बोलते सुना होगा कि योग करने के लिए शरीर लचीला होना चाहिए, लेकिन ऐसा नहीं है, योग करने के लिए इच्छाशक्ति का होना जरूरी है। धीरे-धीरे शरीर खुद लचीला हो जाता है, यह पूरी तरह अभ्यास पर निर्भर करता है। हर किसी का शरीर पूरी तरह लचीला नहीं

होता है। इसलिए, यदि आपके शरीर में ज्यादा लचीलापन नहीं है तो भी आप साधारण योगाभ्यास से शुरुआत कर सकते हैं। फिर धीरे-धीरे शरीर लचीला हो जाता है।

योग करना काफी महंगा है

लोगों को लगता है कि योग कराने के लिए योगा केंद्र की फीस काफी ज्यादा होती है, जबकि आप इंटरनेट के जरिए ऑनलाइन योग फ्री में भी कर सकते हैं।

योग को धर्म से जोड़ा जाता है

आज के समाज में लोग योग को एक विशेष समुदाय और धर्म से जोड़कर देखते हैं, लेकिन ऐसा बिल्कुल भी नहीं है, योग आपके शरीर को स्वस्थ रखने का एक माध्यम मात्र है। योग मानसिक शांति, अनुशासन और अच्छे स्वास्थ्य के लिए किया जाता है। अगर आप ये मानते हैं कि गुरुत्वाकर्षण का सिद्धांत ईसाई है तब ही आप ये मानिए की योग हिंदू है, कहने का मतलब जैसे एक ईसाई आइजक न्यूटन ने गुरुत्वाकर्षण के सिद्धांत को ढूंढा तो उस सिद्धांत को ईसाई तो नहीं माना जाने लगा? दरअसल, योग एक तकनीक है, जिस पर कुछ लोगों ने हिंदुत्व का लेबल इसलिए लगा दिया है, क्योंकि विज्ञान और तकनीक का विकास इसी संस्कृति में हुआ, ऐसे में इसको हिंदू जीवन-शैली से जोड़कर देखा जाना स्वाभाविक है।

योग से जुड़ी भ्रांतियां और उनके जवाब

मैं तो स्वस्थ्य हूं, मुझे योग की क्या जरूरत है?

योग कोई इलाज नहीं कि इसे बीमार व्यक्ति ही अपनायें। योग तो खुशमयी जीवन जीने की कला है। और ईश्वर कृपा से यदि आज हम स्वस्थ हैं तो भविष्य में भी स्वस्थ्य बने रहने हेतु योग अपनाना आवश्यक है, क्योंकि उम्र के साथ बीमारियां अक्सर आती ही हैं।

योग धीमी गति से काम करता है व बोरियत भरा है

वर्तमान युग की समस्या ही गति है। हर मनुष्य भौतिकतावाद की ओर, विलासिता की ओर, चकाचौंध की ओर भागा जा रहा है। और बदले में अनेकानेक बीमारियां पा रहा है। योग तो आनन्द की ओर ले जाने वाली राह है। सही तरीके से सिखाये गए योग से कभी बोरियत नहीं हो सकती है।

अभी तो मैं युवा हूं मुझे योग की क्या जरूरत

वर्तमान युग में भौतिकतावाद के पीछे भागने वालों में बड़ी संख्या युवाओं की ही है। दुष्परिणामस्वरूप युवा तनावग्रस्त होकर कम उम्र में ही अनेकोनेक शारीरिक और मानसिक बिमारियों से ग्रस्त हो रहे हैं, जिसका सबसे उत्तम निदान योग में ही है।

बुजुर्गों की भ्रान्ति कि हम तो वृद्ध हो गए हैं इसलिए अब योग नहीं कर सकते

योग की यही तो विशेषता है कि योग बच्चे, बूढ़े, स्त्री, पुरुष, युवा, स्वस्थ, बीमार हर व्यक्ति कर सकता है। योग प्रशिक्षक का कार्य है कि योगाभ्यास व्यक्तिगत आवश्यकतानुसार कराएं।

सबसे बड़ा प्रश्न की क्या योग से वजन कम होगा?

योग से निश्चित तौर पर एवं स्थायी तौर पर वजन कम होता है। अधिक वजन एवं मोटापे के कारणों को जानकर विशेष रूप से कराये गए आसनों, प्राणायाम से स्थायी तौर पर वजन कम होकर मोटापा दूर होकर शक्ति, स्फूर्ति में असीम वृद्धि होती है। योग मनुष्य के शारीरिक आकार को संतुलित करता है, इससे मोटा व्यक्ति दुबला और दुबला व्यक्ति मोटा होता है।

मैं तो क्रियाशील हूं मुझे योग की आवश्यकता नहीं

हमारे दैनिक कार्य का प्रभाव हमारे शरीर के सभी बाह्य और आंतरिक अंगों पर आ ही नहीं सकता। योग में चार अवस्थाओं में किये जाने वाले विभिन्न आसनों का शरीर के सारे बाह्य और आंतरिक अंगों पर बहुत ही सकारात्मक प्रभाव पड़ता है, उनकी मसाज होती है, रक्त संचार सही ढंग से होता है, जो मनुष्य के अच्छे स्वास्थ्य के लिए अतिआवश्यक है।

आज मुझे बहुत थकान हो रही है अतः आज मुझे योगाभ्यास नहीं करना है

थकान होने पर या ज्यादा कठिन कार्य करने पर आई हुई थकान तो योगासन, प्राणायाम और ध्यान से पूरी तरह दूर हो जाती है। सारे अंगों, जोड़ों, मांसपेशियों, तथा नाड़ियों पर व्यायाम से आया हुआ खिंचाव, तनाव, दबाव से शिथिल होकर व्यक्ति तरोताज़ा हो जाता है। अतः थकान के दौरान अवश्य योग साधना करना चाहिए।

बीमारी के दौरान योग नहीं करना चाहिए

केवल जीर्ण यानी क्रोनिक रोगों को छोड़कर बीमारी के दौरान योग अभ्यास करने से बीमारी से छुटकारा पाया जा सकता है। एक कुशल योग प्रशिक्षक बीमारी के अनुसार ही योग अभ्यास कराएगा।

क्या योग द्वारा सभी बीमारियों का इलाज संभव है?

अंतिम स्तर का कैंसर, जीर्ण रोग, बाहरी रोग का आक्रमण, लिवर का पूरी तरह खराब हो जाना आदि कुछेक बीमारियों को छोड़कर समस्त बीमारियों को स्थायी तौर पर योग के माध्यम से ठीक किया जा सकता है। मधुमेह, मानसिक तनाव जैसी बीमारियों को नियमित योग अपनाकर जड़ से समाप्त किया जा सकता है।

गर्भधारण हो जाने पर योग बन्द कर देना चाहिए?

गर्भावस्था के दौरान तो योग अत्यंत सहायक होता है। कुशल योग विशेषज्ञ के मार्गदर्शन में विशेष आसनों, प्राणायाम और ध्यान के द्वारा गर्भावस्था के दौरान महिलाएं पूरी तरह शारीरिक और मानसिक स्तर पर स्वयं को स्वस्थ रख सकती हैं साथ ही आने वाली सन्तान भी स्वस्थ होगी और सामान्य प्रसव की पूर्ण सम्भावना होती है।

हम तो बाहर जा रहे हैं/शादी में जा रहे हैं/त्योहार मना रहे हैं/बच्चों की परीक्षा है/घर में कुछ कार्य है?

हमारी किसी भी तरह की व्यस्तता का सबसे पहला दुष्प्रभाव हमारे योग पर पड़ता है। हम सारे कार्य तो करेंगे पर योग सबसे पहले छोड़ेंगे। आप दुनिया में कहीं भी हों, कुछ भी कार्य हो, कुछ समय योग के लिए अवश्य निकालें। आप शक्ति, स्फूर्ति और दुगुनी ऊर्जा से कार्य कर पाएंगे।

योग हिन्दू धर्म का है, इसलिए हमारे लिये नहीं है?

हिन्दू धर्म कभी नहीं कहता की योग का अनुसरण सिर्फ हिंदू ही करेंगे। योग तो सम्पूर्ण स्वास्थ्य प्राप्ति का सर्वोत्तम साधन है। क्या सूर्य अपनी किरणें किसी धर्म विशेष के लोगों को ही प्रदान करता है? नहीं... इसी तरह योग अभ्यास करने वाले को इसके पूर्ण स्वास्थ्य लाभ मिलेंगे।

संगीत के साथ योग सही है?

योग का सिर्फ चलन ही नहीं, कुछ नियम भी होते हैं। मुद्राओं के दौरान आप कभी बात नहीं कर सकते। आसन करते समय सांस, मानसिक एकाग्रता व ऊर्जा की स्थिरता जैसी सभी चीजों का बहुत महत्त्व है। आसन करते हुए अगर बात करने से ये सब खत्म हो जाता है। ऐसे असंतुलन का शरीर पर उल्टा प्रभाव भी पड़ता है। ऐसे में योग करते समय आस-पास कोई आइना या किसी तरह का संगीत नहीं होना चाहिए।

योग का अभ्यास सुबह-शाम किया जाता है?

योग केवल सुबह-शाम किया जाने वाला अभ्यास मात्र नहीं है। यह जीवन जीने का एक खास तरीका है, एक शख्स को योग में ढल जाने की जरूरत होती है। सुबह-शाम योग और दिन भर उलझनों में फंसे रहने से योग नहीं हो सकता, सिर्फ योगाभ्यास हो सकता है। इसलिए योग को जीवन का हिस्सा बनाना चाहिए।

योग ही क्यों?

स्वस्थ रहने हेतु अनेकों विधाएं हैं जैसे दौड़ना, कूदना, भागना, साइकिलिंग, तैरना, जिम्नेशियम, जुम्बा, एरोबिक्स आदि। इन सबमें योग का सर्वोच्च स्थान इसलिए है, क्योंकि सिर्फ योग ही ऐसी विधा है, जो शरीर, मन और आत्मा को एक ही ईकाई मानता है और शरीर से ज्यादा मन पर सकारात्मक प्रभाव डालता है। वर्ल्ड हेल्थ ऑर्गेनाईजेशन के अनुसार मनुष्य को होने वाली 90% बीमारियां मनोकायिक हैं और योग ही एक ऐसी विधा है, जो मन के विकारों को दूर करके उसे तनावमुक्त रख स्वस्थ बनाता है।

शरीर के कुछ विभिन्न पोज बना लेना या शरीर को अलग-अलग तरीके से तोड़-मरोड़कर आसन कर लेना ही योग है?

जी नहीं, योग सिर्फ आसन ही नहीं वरन् सम्पूर्ण जीवन-शैली है। आसन तो योग का एक अंग है। योग सिर्फ एक घण्टे करने की विषय वस्तु न होकर हर पल योगी बने रह सकने की कला है। योग मनुष्य को अपने मन, चित्त, विचारों, श्वसन आदि को नियंत्रण में रख सदा वर्तमान में जीना सिखाता है।

❐

योग परम्परा के प्रथम आदिगुरु -भगवान शिव

योग की शुरुआत कब हुई तथा किसने इसे प्रारम्भ किया, इस विषय पर अनेक शोध हुए हैं एवं हो रहे हैं परंतु इस सत्य से इंकार भी नहीं किया जा सकता है कि भगवान शंकर ने ही योग का उपहार इस संसार को दिया है तथा वो ही योग के प्रथम आदि गुरु हैं।

संसार की प्रथम पुस्तक ऋग्वेद में कई स्थानों पर यौगिक क्रियाओं के विषय में उल्लेख मिलता है।

श्यस्मादृते न सिध्यति यज्ञो विपश्चितश्चन।
स धीनां योगमिन्वति।। (ऋक्संहिता, मंडल.1, सूक्त.18, मंत्र.7)

अर्थात् योग के बिना विद्वान का भी कोई यज्ञकर्म सिद्ध नहीं होता। वह योग क्या है? योग चित्तवृत्तियों का निरोध है, वह कर्तव्य कर्ममात्र में व्याप्त है। इसके अलावा उपनिषद् में इसके पर्याप्त प्रमाण उपलब्ध हैं।

कठोपनिषद् में इसके लक्षण को बताया गया है।

'तां योगमित्तिमन्यन्ते स्थिरोमिन्द्रिय धारणम'।

ऋग्वेद को 1500 ई.पू. से 1000 ई.पू. के बीच लिखा गया माना जाता है। इससे पूर्व वेदों को कंठस्थ कराकर हजारों वर्षों तक स्मृति के आधार पर संरक्षित रखा गया।

योगाभ्यास का प्रामाणिक चित्रण लगभग 3000 ई.पू. सिन्धु घाटी सभ्यता के समय की मोहरों और मूर्तियों में मिलता है। मोहनजोदड़ो और हड़प्पा की खुदाई में प्राप्त योगी की मूर्तियों से यह स्पष्ट होता है कि भारत में शिव की पूजा प्रचलित थी। हालांकि आर्यों के अलग देवता थे, जिनकी शिवगणों से प्रतिद्वंदिता चलती रहती थी। फिर भी भगवान शिव आर्य देवताओं के उपास्य होने के साथ-साथ उनके भी उपास्य रहे हैं जिनको आर्य असुर कहते थे।

आदि का अर्थ है प्रारम्भ। शिव को 'आदिदेव' या 'आदिनाथ' भी कहा जाता है। वेद जिन्हें रुद्र कहते हैं, पुराण उन्हें शंकर और महेश कहते हैं। शिव की परंपरा को आगे बढ़ाया सर्वप्रथम उनके 7 शिष्यों ने, फिर भगवान दत्तात्रेय ने फिर 84 सिद्धों ने और अंत में आदि शंकराचार्य, गोरखनाथ, नवनाथों ने शिव की शिक्षा-दीक्षा और योग परंपरा को आगे बढ़ाया।

यौगिक परंपरा के मुताबिक आज से 15-20 हजार वर्ष पूर्व हिमालय क्षेत्र में यौगिक प्रक्रिया की शुरुआत हुई थी। श्रुति परम्परा के अनुसार भगवान शिव योगविद्या के प्रथम आदिगुरु, योगी या आदि योगी माने जाते हैं।

शिव पुराण में वर्णित है कि उन्होंने अपने ज्ञान के विस्तार के लिए 7 ऋषियों को चुना और उनको योग के अलग-अलग पहलुओं का ज्ञान दिया, जो योग के 7 बुनियादी पहलू बन गए। वक्त के साथ इन 7 रूपों से सैकड़ों शाखाएं निकल आईं। बाद में योग में आई जटिलता को देखकर पतंजलि ने 300 ईसा पूर्व मात्र 200 सूत्रों में पूरे योग शास्त्र को समेट दिया।

शिव ग्रंथ

वेद और उपनिषद् सहित विज्ञान भैरव तंत्र, शिव पुराण और शिव संहिता में शिव की संपूर्ण शिक्षा और दीक्षा समाई हुई है। वेदांत दर्शन निगम से प्रेरणा लेता है। शैव दर्शन के आधार आगम ग्रंथ हैं। परम्परा से आगत ज्ञान के संग्रह आगम ग्रंथ कहलाते हैं। आगम ग्रंथ शैव, जैन, बौद्ध सभी धर्मों के अलग-अलग हैं। वैष्णव आदि संप्रदायों के भी आगम ग्रंथ हैं। शैव पंथ में लगभग 150 से अधिक आगम ग्रंथ हैं। तंत्र के इन अनेक ग्रंथों में शिव की शिक्षा का विस्तार हुआ है।

शिव का योग

शिवयोग में धारणा, ध्यान और समाधि अर्थात् योग के अंतिम तीन अंग का ही प्रचलन अधिक रहा है। भगवान शिव के योग को तंत्र या वामयोग कहते हैं। इसी की एक शाखा हठयोग की है। भगवान शिव कहते हैं, '**वामो मार्गः परमगहनो योगितामप्यगम्यरू**' अर्थात् वाम मार्ग अत्यन्त गहन है और योगियों के लिए भी अगम्य है।

शिव कहते हैं 'मनुष्य पशु है इस पशुता को समझना ही योग और तंत्र का प्रारम्भ है।'

योग में मोक्ष या परमात्मा प्राप्ति के तीन मार्ग हैं। जागरण, अभ्यास और समर्पण। तंत्रयोग है समर्पण का मार्ग।

शैव परम्परा

ऋग्वेद में जिन वृषभदेव का वर्णन मिलता है, जो जैन धर्म के प्रथम तीर्थंकर ऋषभनाथ हैं, उन्हें ही वेदों में वातरशना मुनि कहा गया है। वे उनका जीवन अवधूत जैसा बताते थे। योगयुक्त व्यक्ति ही अवधूत हो सकता है। माना जाता है कि शिव के बाद मूलतः उन्हीं से एक ऐसी परम्परा की शुरुआत हुई, जो आगे चलकर सिद्ध, नाथ, दिगम्बर और बौद्धों के वज्रयान संप्रदाय में विभक्त हो गई। हालांकि कुछ विद्वान शिव और ऋषभनाथ को एक ही मानते हैं। शिव ही ऋषभनाथ थे या ऋषभनाथ को ही हिन्दू वृषभनाथ कहते थे और वे ही शिव थे।

इस्लाम के संक्रमण से सूफियों से कमंडल और धूना छूट गया लेकिन चिमटा और खप्पर आज भी नहीं छूटा। जो माला रुद्राक्ष की होती थी, वह अब हरे, पीले, सफेद, मोतियों की होती है। शैव और नाथ सम्प्रदाय की बहुत प्राचीन परम्परा रही है।

जैन और नाथ सम्प्रदाय में जिन नौ नाथों की चर्चा की गई है वह सभी योगी ही थे और शिव परंपरा से ही थे। शिव ने ही गुरु और शिष्य परंपरा की शुरुआत की थी जिसके चलते आज भी नाथ, शैव, शाक्त आदि सभी संतों में उसी परंपरा का निर्वाह होता आ रहा है। आदि गुरु शंकराचार्य और गुरु गोरखनाथ ने इसी परंपरा और आगे बढ़ाया।

अमरनाथ के अमृत वचन

जब शिव ने जाना कि उस परम तत्त्व या सत्य को जानने का मार्ग है, तो उन्होंने अपनी अर्धांगिनी पार्वती को मोक्ष हेतु वह मार्ग बताया। शिव द्वारा मां पार्वती को जो ज्ञान दिया गया वह बहुत ही गूढ़-गंभीर तथा रहस्य से भरा ज्ञान था। उस ज्ञान की आज अनेकानेक शाखाएं हो चली हैं। वह ज्ञानयोग और तंत्र के मूल सूत्रों में शामिल है। (विज्ञान भैरव तंत्र) नामक पुस्तक में शिव द्वारा पार्वती को दिए मोक्ष ज्ञान से संबंधित 112 विधियां संग्रहीत हैं।

शैव मत के संप्रदाय

पहले शैवमत के मुख्यतः दो सम्प्रदाय थे- पाशुपत और आगमिक। महाभारत एवं वामन पुराण में माहेश्वरों के चार सम्प्रदायों के बारे में उल्लेख मिलता है। 1. शैव 2. पाशुपत 3. कालदमन और 4. कापालिक।

इसके अलावा नाथ संप्रदाय भी शैव संप्रदाय का एक महत्त्वपूर्ण संघ है। हठयोग प्रदीप की टीका में ब्रह्मानंद का कथन है कि सब नाथों में प्रथम आदिनाथ हैं, जो स्वयं शिव ही

हैं। हालांकि 84 सिद्धों और नवनाथों से नाथ संप्रदाय की शुरुआत मानी जाती है। योग की साधना-पद्धति का अनुसरण तो शैव, शाक्त, वैष्णव, कापालिक, स्मार्त, बौद्ध, जैन, सूफी आदि सभी धर्मों एवं सम्प्रदायों के साधक करते हैं।

नाथ और सूफियों पर बौद्धों के शून्यवाद, विज्ञानवाद, वज्रयानी-सहजयानी तांत्रिकों के तात्त्विक सिद्धांतों, जैन-दर्शन के निवृत्ति मार्ग, अहिंसा-दर्शन एवं ब्रह्मचर्य तत्त्व, वैष्णवों की आचार निष्ठा, कापालिकों के सोम सिद्धांत, गीता के निष्काम-कर्म-योग, कपिल के योगपरक ज्ञानवाद, मार्कण्डेय के हठयोग, पतंजलि के अष्टांग योग, रसेश्वरवादियों के रस-सिद्धांत तथा शंकराचार्य के निर्गुण ब्रह्मवाद का प्रभाव पड़ा है मगर इनका मूल शैव दर्शन ही है।

❐

भारत के प्रसिद्ध योग गुरु

योग भारत में प्राचीन समय से ही चला आ रहा है तथा योग का जन्म भी भारत में ही हुआ है, लेकिन योग के प्रचार व प्रसार में तथा उसे उसके वर्तमान स्वरूप तक पहुंचाने में विभिन्न योग गुरुओं तथा आचार्यों की महत्त्वपूर्ण भूमिका रही है। आइए जानें उन योग गुरुओं तथा आचार्यों का संक्षिप्त परिचय।

महर्षि पतंजलि

भारत के इतिहास में ऐसे अनेक महापुरुष ऋषि-मुनि आदि हुए हैं, जिन्होंने अपने अद्भुत तथा अतुल्य योगदानों से केवल भारत को ही नहीं बल्कि पूरे विश्व को लाभांवित किया है तथा भारत के गौरव को और अधिक बढ़ाया है। इन्हीं महापुरुषों में 'योग के पिता' पतंजलि का नाम स्वर्ण अक्षरों में अंकित है। पतंजलि केवल योग के पिता ही नहीं हैं बल्कि वो एक खगोलविद् व्याकरण के विद्वान, संगीतकार तथा गणितज्ञ भी थे।

पतंजलि का अर्थ होता है 'जो हथेली में गिरा हो'। उनके जन्म के संदर्भ में पुराणों में यह बताया गया है कि पतंजलि का जन्म नहीं हुआ था, वो आकाश से एक सुंदर कन्या की हथेली पर गिरे थे। उस समय उनका स्वरूप किसी बालक का नहीं बल्कि एक सर्प का था। शायद यही कारण है कि पतंजलि को आधे आदमी तथा आधे सर्प के रूप में ही दर्शाया जाता है।

कहते हैं पतंजलि का जन्म गोनारद्य (गोनिया) में हुआ तथा बाद में वो काशी के नागकूप में बस गए थे। कुछ विद्वानों का मानना है कि वो महान व्याकरणाचार्य पाणिनी के शिष्य थे। पतंजलि ईसा पूर्व दूसरी शताब्दी में चर्चा में थे। अपनी महान

रचना 'योगसूत्र' के अतिरिक्त उन्होंने 'भाष्यकाव्य' व 'चरकसंहिता' जैसे महान ग्रंथों की रचना भी की थी।

पतंजलि इतने महान चिकित्सक थे कि स्वयं राजा भोज ने उन्हें तन के साथ-साथ मन का भी चिकित्सक बताया था। पतंजलि ने कहा था 'जब तक 1000 लोग एक साथ नहीं होंगे वो योग सूत्र पर कुछ भी बात नहीं करेंगे।' इसलिए 1000 लोग उनको सुनने के लिए दक्षिण विंध्य पर्वत पर एकत्र हुए तथा पतंजलि की एक और शर्त थी कि वो एक पर्दे के पीछे से योग के ज्ञान के बारे में बताएंगे। उनके सारे शिष्य हैरान थे कि ये क्या हो रहा है। यह एक अद्भुत घटना थी। छात्रों के बीच गुरु पर्दे के पीछे से बिना शब्द बोले समझा रहे थे और शिष्यों को सब कुछ समझ आ रहा था।

हर कोई हैरान रह गया। सभी शिष्यों ने ऊर्जा का विस्फोट अनुभव किया। कुछ शिष्यों के मन में उत्सुकता हुई और उन्होंने पर्दे के पीछे देखने की कोशिश की और इस प्रयास में 999 शिष्य जल कर राख हो गये। परंतु एक शिष्य जो कि लघुशंका के लिए गया था वो बच गया। लेकिन उसे नियमानुसार दंड मिला, परंतु पतंजलि को दया आ गयी और उसको उन्होंने ब्रह्म राक्षस बना दिया और एक पेड़ पर लटका दिया। परंतु ब्रह्म राक्षस को कोई व्यक्ति नहीं मिला जो उसको आजाद करा पाये। तब पतंजलि खुद एक शिष्य के रूप में आए और खुद ब्रह्म राक्षस ने उन्हें योग सूत्रों का ज्ञान दिया। इस प्रकार उन्होंने अपने शिष्य का शिष्य बन कर उसका उद्धार किया।

योगी श्री लाहिड़ी महाशय

लाहिड़ी जी ने 19वीं शताब्दी में, लुप्त क्रिया योग का पुनुरुद्धार किया। वह गुप्त तथा सर्वव्यापक योग गुरुओं में से एक थे।

वो जब 33 वर्ष के थे तब उनकी मुलाकात पूर्व गुरु महावतार बाबा जी से रानीखेत अल्मोड़ा में पर्वतों के मध्य हुई थी, जो उनके आध्यात्मिक योगी गुरु हुए। इसी स्थान पर लाहिड़ी जी को ज्ञात हुआ कि पूर्व जन्म में वे वर्षों तक उन गुफाओं में निवास करके ध्यान योग में मग्न रहते थे। महावतार बाबा जी ने वहां उन्हें पूर्ण तथा चमत्कारिक सृष्टि से अवगत कराया था तथा उन्होंने सावधानी के साथ 'क्रिया योग' की साधना को चार दीक्षाक्रमों में विभक्त किया था, जो प्रत्यक्ष उपयोगिता की दृष्टि से सर्वोत्तम थीं। महाशय जी ने लगभग पांच हजार शिष्यों को क्रियायोग में दीक्षित किया, जिनमें अनेक शिष्य अंग्रेज, यूरोपियन और अमेरिकन भी थे।

परमहंस योगानन्द

श्री योगानन्द का जन्म 5 जनवरी 1893 ई. को हिमालय पर्वत श्रेणी के निकट भारत वर्ष में गोरखपुर में हुआ। जन्म से इनका नाम मुकुन्द लाल घोष था। बंगाली परिवार पिता 'भगवती

चरण घोष' के यहां आपका जन्म हुआ था। बचपन से आपको पूर्व जन्म की विचित्र स्मृति बनी हुई थी। माता-पिता दोनों ही अत्यन्त शांत स्वभाव के सम्पन्न गृहस्थी थे। घर का वातावरण पूर्णतया अनुशासित, धार्मिक एवं शान्त था। आठ बहन-भाइयों में योगानन्द जी अपने माता पिता की चौथी संतान थे। माता-पिता विवाहोपरान्त ही लाहिड़ी महाराज के शिष्य हो गये थे।

योगानन्द जी को बचपन से हिमालय भाग जाने की बहुत इच्छा थी। अपने एक दूर के भाई के साथ उन्होंने कई बार भाग जाने का प्रयास भी किया परन्तु हर बार पिता द्वारा या उनके प्रभाव से रास्ते में से पकड़कर घर लाए गये। जब ये मां की गोद में थे तभी उनकी मां को इनके निर्दिष्ट पथ की जानकारी मिल गयी थी, क्योंकि उनके गुरु लाहिड़ी महाशय जी ने उनको गोदी में बैठाकर आशीर्वाद दिया था कि ये बालक एक महान योगी बनेगा। एक बार पंजाब में एक दिव्य साधु ने स्वयं घर आकर उनकी मां को एक चांदी का छोटा सा कवच दिया और कहा इसे मुकुन्द को तब देना जब वह संसारिक आकांक्षाओं का परित्याग कर ईश्वर की खोज के लिए प्रस्तुत हो रहा हो। कुछ वर्षों के बाद वह कवच उनका उद्देश्य सिद्ध कर स्वयं ही जहां से आया है वहीं वापस चला जाएगा।

अपनी आध्यात्मिक यात्रा में आपको हिमालय में कई सन्त, साधु, योगियों के दर्शन भी प्राप्त हुए। एक बार श्री युक्तेश्वर जी शरण में जब पहुंचे तब उन्हीं की प्रेरणा से कलकत्ता जाकर बी.ए. करने की आज्ञा हुई। गुरुदेव ने कहा 'एक दिन योगानन्द तुम्हें पश्चिम देशों में जाना होगा, वहां के लोग भारत के पुरातन ज्ञान के प्रति अधिक ग्रहणशील होंगे।' बाद में गुरु की छत्रछाया में रहकर भगवद्साक्षात्कार भी प्राप्त किया।

योगानन्द जी ने कॉलेज से ग्रेजुएशन की, तत्पश्चात् श्री युक्तेश्वर जी ने कुछ दिनों बाद 1914 ई. जुलाई में गुरुवार को परम्परागत रूप से संन्यासी का परिधान पहना दिया एवं अपनी शक्ति-ज्ञान एवं ऊर्जा से उनको पूर्णतया प्लावित कर दिया। तत्पश्चात् जीवन यात्रा करते हुए 1918 ई. में उन्होंने रांची में स्थित कासिम बाजार में 'योगदा सत्संग ब्रह्मचर्य विद्यालय' की प्रतिष्ठा की, जहां छात्रों को योग ध्यान, स्वास्थ्य एवं मानसिक विकास की 'योगदा' प्रणाली की शिक्षा दी जाती है। 1929 ई. में इन्होंने अमेरिका में हुए एक सम्मेलन में भारत के प्रतिनिधि के रूप में भाग लिया। उन्होंने अमेरिका के कई प्रसिद्ध शहरों में भ्रमण किया तथा भाषण दिए। बाद में 1936 में उनके शिष्यों ने उपहार स्वरूप एक सुन्दर आश्रम बनाकर प्रदान किया, जो समुद्र किनारे बनाया गया था जिसका नाम है 'एन्सिनीटस आश्रम'। यहां भी परमहंस योगानन्द जी शिष्यों द्वारा सिद्धान्तों को योग क्रिया को सिखाया जाता है। 7 मार्च 1952 को परमहंस जी ने लॉस एंजिलिस, (कैलिफोर्निया) में अपना शरीर त्याग दिया।

तिरूमलाई कृष्णमाचार्य

तिरूमलाई कृष्णमाचार्य पूरे विश्व में आधुनिक योग के पिता के रूप में जाने जाते हैं। मुख्य रूप से कृष्णमाचार्य एक उपचारक थे। कृष्णमाचार्य, आयुर्वेद तथा योग के मिश्रित रूप द्वारा उपचार किया करते थे। कृष्णमाचार्य के विन्यास के वास्तुकार एवं हठ योग के पुनर्उद्धारक के रूप में देखा जाता है।

उनका जन्म मद्रास के एक छोटे से गांव मुचुकुण्डपुरम में 18 नवंबर 1888 को हुआ था तथा इनके पिता तिरुमलाई श्रीनिवास तट्टाचार्य एक जाने-माने वेद गुरु थे।

छह वर्ष कि आयु में ही कृष्णमाचार्य का उपनयन करवा दिया गया, इसके पश्चात् उन्होंने अमरकोश द्वारा संस्कृत भाषा का ज्ञान लिया और अपने पिता के संरक्षण में वेदों, शास्त्रों, आसनों तथा प्राणायाम का ज्ञान प्राप्त किया। कृष्णमाचार्य जब दस वर्ष के थे तब उनके पिता का स्वर्गवास हो गया और उन्हें अपने परिवार सहित मैसूर जाना पड़ा। इसके पश्चात् उन्होंने अपनी औपचारिक पढ़ाई मैसूर में प्रारंभ की। कृष्णमाचार्य ने अपनी विद्वान परीक्षा मैसूर में पूरी करी, जिसके साथ ही उन्होंने व्याकरण, वेदान्त, तर्क आदि का ज्ञान भी प्राप्त किया। 16 वर्ष की आयु में कृष्णमाचार्य को एक विचित्र स्वप्न ने उन्हें तमिलनाडू जाने के लिए आतुर किया। कृष्णमाचार्य का कहना था कि तमिलनाडू जाकर उन्होंने आत्मिक सुख एवं आध्यात्मिक ज्ञान प्राप्त किया। इसके पश्चात् उन्होंने अपना योग अभ्यास जारी रखा तथा योग गुरु श्री बाबू भगवान दास द्वारा संख्य योग की शिक्षा प्राप्त की।

कृष्णमाचार्य का यह मानना था कि भले ही रोग शरीर का हो परंतु उसकी जड़ तन-मन और मस्तिष्क तीनों से ही जुड़ी होती है। अपनी योग शैली में कृष्णमाचार्य प्राणायाम, आसन और ध्यान पर विशेष महत्त्व दिया करते थे। उनका मानना था कि योग भारत के लिए एक अमूल्य उपहार है। कृष्णमाचार्य द्वारा दी गई योग शिक्षा का मुख्य आधार पतंजलि के योग सूत्र एवं योग याज्ञवल्क्य हैं। कृष्णमाचार्य ने मैसूर के राजा के संरक्षण में, पूरे भारत वर्ष में योग का प्रचार किया।

महर्षि महेश योगी

महर्षि महेश योगी (12 जनवरी 1918-5 फरवरी 2008) के जन्म का नाम महेश प्रसाद वर्मा था। महर्षि ने वयस्क जीवन में महान द्रष्टा और योगी की उपाधि प्राप्त की। महर्षि महेश 'ट्रांसेंडेन्टल ध्यान' तकनीक के संस्थापक हैं।

महर्षि महेश गुरु स्वामी ब्रह्मानंद सरस्वती के शिष्यों में से एक हैं। एक लिपिक की नौकरी छोड़कर योगी बन जाने की उनकी कहानी अद्‌भुद् है। कहा जाता है कि वो एक दिन साइकिल से अपने घर जा रहे थे तभी उनके कानों में स्वामी ब्रह्मानंद की आवाज गई और वो साइकिल एक तरफ छोड़कर उस शिविर में चले गए तथा इसके बाद उन्होंने कभी घर की ओर मुड़कर नहीं देखा। हिमालय के ज्योतिर्मठ में जब स्वामी ब्रह्मानंद सरस्वती शंकराचार्य

थे, तब महर्षि वहां उनके सहायक के रूप में उनके साथ रहते थे। महर्षि महेश ने 'भक्ति ध्यान' के माध्यम से पूरी दुनिया को वैदिक वाङ्मय की संपन्नता की अनुभूति करवाई।

नालंदा व तक्षशिला के अकादमिक वैभव को साकार करते हुए विद्यालय, महाविद्यालय और विश्वविद्यालय की सुपरंपरा को गति दी। महर्षि ने वेदों के ज्ञान को अपनी पुस्तक में विस्तार दिया और अपने उपदेशों और शिक्षा के प्रचार-प्रसार देने के लिए अत्यधिक तकनीकों को अपनाया। उन्होंने महर्षि मुक्त विश्वविद्यालय खोला और ऑनलाइन शिक्षा की व्यवस्था की।

वर्ष 1990 में हॉलैंड के त्योड्राप गांव में ही अपनी सभी संख्याओं का मुख्यालय बनाकर वह यहीं स्थायी रूप से बस गए और संगठन से जुड़ी गतिविधियों का संचालन करने लगे। दुनिया भर में फैले लगभग 60 लाख अनुयाइयों के माध्यम से उनकी संख्याओं में आयुर्वेदिक चिकित्सा पद्धति और प्राकृतिक तरीके से बनाई गई कॉस्मेटिक हर्बल दवाओं के प्रयोग को बढ़ावा दिया।

स्वामी राम

स्वामी राम का जन्म सन् 1925 में गढ़वाल में हुआ था। बहुत छोटी आयु में ही स्वामी राम का पालन पोषण हिमालय में उनके गुरु 'बंगाली बाबा' द्वारा किया गया था। स्वामी राम अपने, गुरु जी के साथ हिमालय के कई मंदिरों में गये, जहां उन्होंने हिमालय के कई साधु-संतों द्वारा शिक्षण प्राप्त किया और यहीं अपने महागुरु द्वारा तिब्बत के एक इलाके में भी शिक्षण प्राप्त किया।

सन् 1949 से 1952 तक स्वामी राम ने दक्षिणी भारत की करवीर पीठ में शंकराचार्य का पद सम्भाला। सन् 1952 में अपने गुरु जी के पास लौटकर स्वामी राम ने हिमालय की गुफाओं में कुछ अन्य वर्षों तक अपनी शिक्षा का अभ्यास किया। इसके पश्चात् अपने गुरु जी के कहने पर स्वामी राम ने अपना अधिक समय पश्चिमी देशों में शिक्षा प्रदान करने में व्यतीत किया।

स्वामी राम उन पहले योगियों में से एक हैं, जिनका अध्ययन पश्चिमी वैज्ञानिकों ने किया। सन् 1960 के दशक में 'मैनिनजर क्लीनिक' में कुछ वैज्ञानिकों ने स्वामी राम पर अध्ययन किया, जिसमें वे अपनी हृदय गति, रक्तचाप, शरीर के तापमान को अपनी इच्छा अनुसार नियंत्रित कर लेते थे।

स्वामी राम ने अपना पहला योग आश्रम नेपाल में स्थापित किया। बाद में उन्होंने ये आश्रम स्वामी विशुद्ध देव को सौंप दिया। स्वामी राम 'हिमालय इन्स्टिट्यूट ऑफ योगा साइन्स एण्ड फिलॉसफी' के संस्थापक हैं, जिसका मुख्यालय पेन्सिलवानिया में है। स्वामी राम ने अनेक पुस्तकों का लेखन किया है, जिनमें उन्होंने अपने योगी बनने की कहानियों से लेकर योग विद्या और ध्यान के बारे में लिखा है। इनका निधन सन् 1996 में हुआ था।

बी.के.एस.आयंगर

बी.के.एस. आयंगर, टी. कृष्णमाचार्य के सबसे पहले शिष्यों में से एक थे। आयंगर अपनी छोटी आयु से ही अनेक रोगों से ग्रस्त थे, जिसके कारण वे शारीरिक रूप से कमजोर हो गए थे। अपनी इसी समस्या के कारण उन्होंने योग को अपनाया और महर्षि पतंजलि के योग सूत्रों को एक नए और आधुनिक प्रकार से परिभाषित किया जिसे आज विश्वभर में 'आयंगर योग' के नाम से जाना जाता है। उनका जन्म 14 दिसंबर 1918 को हुआ।

आयंगर ने 15 वर्ष की आयु से मैसूर में टी कृष्णमाचार्य जो कि रिश्ते में उनके बहनोई थे उनके द्वारा अपनी योग शिक्षा प्रारंभ की। यहां उन्होंने विभिन्न प्रकार के योग आसनों का प्रशिक्षण लिया, जिसकी सहायता से उनकी रोगग्रस्त स्थिति में सुधार होने लगा। इसके पश्चात् सन् 1937 में जब आयंगर 18 वर्ष के थे, उनके गुरु कृष्णमाचार्य ने उन्हें एक योग शिक्षक के रूप में पूना भेजा। पूना में आयंगर ने अपना अधिकांश समय योग सीखने-सिखाने तथा योग को नए रूप में ढालने और योग के आधुनिक प्रकार खोजने में व्यतीत किया।

सन् 1952 में आयंगर की मित्रता संगीतकार येहूदी मेनूद्दीन से हुई, जिनके कारण आयंगर जो केवल भारतीय योग गुरु के रूप में जाने जाते थे, उन्हें अंतर्राष्ट्रीय स्तर पर जाना जाने लगा। इसके बाद आयंगर नियमित रूप से पश्चिमी देशों में अपनी योग शिक्षा प्रदान करने लगे और उनकी योग प्रशिक्षा विश्व भर में विख्यात होने लगी।

सन् 1956 में आयंगर पहली बार उत्तरी अमेरिका- यू.एस. गए वहां उन्होंने एन आर्बर को योग शिक्षा प्रदान की और योग के विषय पर अनेक भाषण भी दिए। सन् 1966 में आयंगर की पहली पुस्तक 'लाइट ऑफ योगा' प्रकाशित हुई, जो कि अंतर्राष्ट्रीय स्तर पर अत्यंत प्रचारित हुई। सन् 2005 में इस पुस्तक को 17 अन्य भाषाओं में प्रकाशित किया गया। सन् 1975 में आयंगर ने अपनी स्वर्गवासी पत्नी की याद में 'रमामणी आयंगर मेमोरियल इन्स्टीट्यूट' स्थापित किया जो पूना में स्थित है। सन् 1984 में आधिकारिक तौर पर योगा से सेवानिवृत्त हुए परंतु वे आयंगर योग की दुनिया में सक्रिय ही रहे। वे समय-समय पर विशेष कक्षाओं और भाषणों में अपना योगदान देते रहे तथा उनकी सुपुत्री गीता और पुत्र प्रशान्त भी अंतर्राष्ट्रीय स्तर पर योग के लिए विख्यात हुए।

ये उनका योग शासन ही था, जिसके कारण सन् 1996 और 1998 में दो दिल के दौरों के बावजूद भी वे एक स्वस्थ जीवन व्यतीत करने में सक्षम रहे।

सन् 2005 में आयंगर अपनी पुस्तक 'लाइट ऑन लाइफ' के प्रचार के लिए अमेरिका गए। सैन फ्रासिंस्को शहर के बोर्ड सूपरवाइजरों ने 3 अक्टूबर 2005 को 'बी के एस आयंगर डे' घोषित किया गया।

आयंगर को विश्व के सबसे प्रचलित एवं सफल योग महागुरु के रूप में जाना जाता है। 20 अगस्त 2014, को श्री बी. के. एस. आयंगर का देहांत हो गया, कहते हैं कि अपनी 95 वर्ष कि आयु में भी वे शीर्षासन लगा पाते थे।

स्वामी वेद भारती

स्वामी वेद भारती का जन्म सन् 1933 में देहरादून में हुआ था। मुख्य रूप से स्वामी जी का परिवार संस्कृत भाषी था, चार वर्ष की उम्र से ही स्वामी जी अपने पिता द्वारा संस्कृत का शिक्षण लेने लगे थे। मात्र 9 वर्ष की आयु से ही वे उत्तर भारत में एक उपदेशक के रूप में प्रचलित हो गए थे। स्वामी जी वेदों, हिंदू और बौद्ध धर्म के विषयों पर उपदेश दिया करते थे।

एक दिन स्कूल गए बिना स्वामी जी ने न केवल योग, ध्यान और आध्यात्म का गूढ़ ज्ञान लिया बल्कि उन्होंने हॉलैंड में बी.ए. और डी.लिट जैसी डिग्रियां भी प्राप्त कीं। स्वामी जी महानतम संस्कृत विद्वानों में से एक होने के साथ-साथ पाली और अन्य उत्तर भारतीय भाषाओं के ज्ञाता भी हैं। स्वामी जी कई पुस्तकों और लेखों के रचयिता हैं। सन् 1966 से 1973 तक स्वामी जी ने मिनेसोटा, यू.एस.ए में अध्ययन भी किया है। पतंजलि के योगसूत्र पर 1500 पृष्ठों की टीका स्वामी जी की महत्त्वपूर्ण कृति है। स्वामी जी मानते हैं कि योग और ध्यान स्वशासन का विज्ञान है, उसकी कला है। हिमालय में हजारों वर्षों से ऋषि-मुनियों ने ध्यान-योग की जिस परंपरा को विकसित किया स्वामी जी उसी परंपरा को आगे बढ़ा रहे हैं।

ऋषिकेश के एक छोर पर स्थित स्वामी राम साधक ग्राम है, यह स्वामी वेद भारती का आश्रम है। स्वामी जी यहां के महामंडलेश्वर हैं। स्वामी वेद भारती, दुनिया भर में योग और आध्यात्म का प्रचार करने वाले हिमालय के स्वामी राम के शिष्य हैं। इसीलिए स्वामी वेद भारती को हिमालय परंपरा का योगी भी कहा जाता है।

धीरेन्द्र ब्रह्मचारी

धीरेन्द्र ब्रह्मचारी जी का जन्म 12 फरवरी 1924 को मधुबनी बिहार में हुआ था। इनके जन्म का नाम धीरेन्द्र चौधरी था। धीरेन्द्र ब्रह्मचारी जी को भारत की पूर्व प्रधानमंत्री इंदिरा गांधी को योग संरक्षण प्रदान करने के लिए जाना जाता है।

धीरेन्द्र जी के योग आश्रम भारत के कई नगरों में हैं जैसे- दिल्ली, जम्मू-कश्मीर और कटरा आदि।

13 वर्ष की आयु में भगवत्गीता से प्रेरित होकर धीरेन्द्र जी अपना घर छोड़कर वाराणसी चले गये। इसके पश्चात् लखनऊ से 12 मील दूर स्थित गोपाल खेड़ा में धीरेन्द्र जी ने अपने गुरु महर्षि कार्तिकेय के संरक्षण में योग विद्या प्राप्त की।

सन् 1960 में धीरेन्द्र जी को U.S.S.R (रशिया) जाकर हठ योग की शिक्षा देने का अवसर प्राप्त हुआ। सन् 1970 में दूरदर्शन पर धीरेन्द्र जी के योग कार्यक्रम प्रसारित किये जाते थे। उन्होंने दिल्ली प्रशासित विद्यालयों में योग को एक अध्यन के विषय में प्रस्तुत किया। सन् 1981 में उन्होंने मानव संधान विकास मंत्रालय के आधीन केंद्रिय विद्यालयों में योग की शुरुआत की। धीरेन्द्र ब्रह्मचारी जी ने दिल्ली के केन्द्र में विश्वयतन योग आश्रम स्थापित किया जो की अब 'मोरारजी देसाई नेशनल इन्सटीट्यूट' के रूप में जाना जाता है।

इन्होंने हिन्दी और अंग्रेजी में योग पर आधारित पुस्तकें भी लिखीं हैं जैसे– 'योगिक सूक्ष्म व्यायाम' और 'योगा आसन विज्ञान'। 9 जून 1994 को एक विमान दुर्घटना में धीरेन्द्र ब्रह्मचारी जी का निधन हो गया।

भरत ठाकुर

भरत ठाकुर अंतर्राष्ट्रीय स्तर पर एक आध्यात्म गुरु के रूप में जाने जाते हैं। भरत ठाकुर को कलात्मक योग का संस्थापक भी माना गया है। विश्व की जानी मानी पत्रिका टाइम मैग्जीन ने भरत को 'द लिविंग हिमालयन मास्टर' भी कहा है।

भरत ने योग शिक्षा का प्रारंभ बहुत छोटी आयु से ही कर दिया था। मात्र 4 वर्ष की आयु में ही भरत अपने गुरु श्री सुखदेव ब्रह्मचारी द्वारा हिमालय पर ले जाने के लिए चुने गये थे। अपने गुरु के मार्गदर्शन में भरत ने योग की गहन शिक्षा प्राप्त की, जहां उन्होंने मुख्य रूप से हठ योग, अष्टांग योग, कर्म योग, कुण्डलिनी योग तथा योग के अन्य तत्त्व जैसे आसन, प्राणायाम व ध्यान का शिक्षण प्राप्त किया। इसी के साथ भरत ने आयुर्वेद तथा तंत्र–मंत्र जैसे विषयों पर भी ज्ञान प्राप्त किया। सूत्रों द्वारा यह भी ज्ञात होता है कि भरत सूफी, जैन और बौद्ध धर्म के ज्ञाता भी हैं।

हिमालय से लौटने के पश्चात् भरत ने अपनी सामान्य शिक्षा प्राप्त की और ग्वालियर से स्नातक स्तर तथा व्यायाम, शारीरिक और योग की शिक्षा पूर्ण की।

भरत ठाकुर द्वारा रचित आर्टिस्टिक योगा (कलात्मक योग शैली) में प्राचीन योग तकनीक को नए रूप में 21वीं सदी के अनुसार ढाला गया है। इस योग शैली में शक्ति, लचीलेपन, क्षमता, और संतुलन पर विशेष रूप से ध्यान दिया जाता है।

भरत सात योग पुस्तकों के लेखक हैं और अपनी योग शैली को यू.के., यू.एस.ए और सिंगापुर जैसे देशों में फैला रहे हैं।

भरत तनाव प्रबंधन एवं ध्यान पर आधारित वर्कशॉप्स का आयोजन भी करते हैं।

भरत ठाकुर की योग शैली को अपनाने वाले केवल भारतीय ही नहीं हैं बल्कि पूरे विश्व की जानी मानी हस्तियां हैं। इनमें माइकल डग्लस, बोरिस बेकर, शेन वॉर्न, करीना कपूर, रतना टाटा, अनुष्का शंकर, सलमान खान सम्मिलित हैं।

विक्रम चौधरी

विक्रम चौधरी एक भारतीय योग गुरु हैं। इनका जन्म 10 फरवरी 1946 को कोलकाता में हुआ। मुख्य रूप से विक्रम, 'विक्रम योग' के रचनाकार के रूप में जाने जाते हैं। विक्रम योग एक प्रकार का 'हॉट योगा' है, जिसमें हठ योग से लिए गए 26 आसनों को गर्म वातावरण में किया जाता है।

विक्रम बताते हैं कि 20 वर्ष कि आयु में वे एक भारोत्तोलन दुर्घटना में गंभीर रूप से घायल हो

गए थे, किन्तु योग के 26 आसनों को नियमित रूप से करने से उनके स्वास्थ्य में सुधार आ गया। सन् 1970 में विक्रम यू.एस.ए जाकर बस गए और वहां उन्होंने कैलिफोर्निया और हवाई में अपने योग स्टूडियो की स्थापना की । सन् 1990 में विक्रम ने अपनी योग शैली के सर्टिफिकेट कोर्स शुरू किए। विक्रम ने योग पर दो पुस्तकें भी लिखी हैं।

बाबा रामदेव

1965 में बाबा रामदेव का जन्म अलीपुर गांव, महेंद्रगढ़ तहसील हरियाण में हुआ। बाबा रामदेव का वर्तमान समय में योग को प्रचलित व लोकप्रिय करने में बहुत बड़ा योगदान है। बाबा रामदेव ने योग को घर-घर तक पहुंचाया है। बाबा रामदेव ने 4 फरवरी 2005 में हरिद्वार में पतंजलि योगपीठ की स्थापना की।

आज योग को जो लोकप्रियता हासिल हो रही है, उसका कारण उसे व्यावहारिक व सरल बनाकर प्रस्तुत किया जाना है, जिसमें स्वामी बाबा रामदेव जी का बहुत बड़ा योगदान है। बाबा रामदेव ने अपनी पुस्तक योग साधना एवं योग चिकित्सा रहस्य तथा प्राणायाम रहस्य में योग के बारे में विस्तार से बताया है। पतंजलि योगपीठ द्वारा प्रशिक्षित और प्रमाणित योग शिक्षकों के मार्गदर्शन में आधुनिक तरीकों से जैसे-

टी.वी. और इन्टरनेट द्वारा योग का प्रचार-प्रसार किया जा रहा है। देश की सामाजिक, राजनीतिक और आर्थिक प्रणाली में शारीरिक, मानसिक और आध्यात्मिक स्वास्थ्य की देखभाल में योग को प्रचारित करके स्वामी रामदेव जी ने अपना महत्त्वपूर्ण योगदान दिया है।

बाबा रामदेव ने अष्टध्यायी, महाभाष्य, उपनिषदों के रूप में भारतीय शास्त्रों के कई तत्त्वों का ज्ञान दिया है। स्वामी जी ने भारत के धरोरा, किशनगढ़ और महेंद्रगढ़ में कई गुरुकुलों की स्थापना भी की है।

कुछ सूत्रों के अनुसार स्वामी रामदेव ने अपनी लकवाग्रस्त स्थिति को योग द्वारा उपचारित किया है, जिसकी वह खुद में एक मिसाल हैं।

स्वामी रामदेव ने आज पूरे विश्व भर में योग विज्ञान के अनेक शिविर आयोजित करते हैं और इसी प्रकार वे भारत सहित पूरे विश्व में 21वीं सदी के, योग महागुरु के रूप में जाने जाते हैं।

❐

योग का आधार-अष्टांग योग

जिसे हम योग कहकर सम्बोधित करते हैं वास्तव में वह एक अकेला शब्द नहीं बल्कि आठ वर्गों का सम्मिलन है, जिसे अष्टांग योग कहा जाता है। यह योग का मूल आधार है जिसके करने से तन-मन की शांति ही नहीं मिलती, ध्यान-साधना में भी गति होती है। कौन से हैं अष्टांग योग के आठ अंग? आइये जानते हैं।

महर्षि पतंजलि ने योग के रूप में इस संसार को एक ऐसा वरदान दिया है, जिसके लिए यह संसार सदैव उनका ऋणी रहेगा। महर्षि पतंजलि के योग को ही 'अष्टांग योग' या 'राजयोग' कहा जाता है। अष्टांग योग को यदि हम सम्पूर्ण योग का आधार कहें तो वह गलत नहीं होगा। वर्तमान समय में योग भले ही विभिन्न मॉडर्न स्वरूपों में भी प्रचलित हो लेकिन योग-दर्शन कभी भी महर्षि पतंजलि से अलग नहीं जा सकता है। आज पूरे भारत में दो सौ से अधिक योग केंद्र हैं तथा उन सब की नींव पतंजलि द्वारा प्रतिपादित योग विधियां ही हैं। योग के अंतर्गत बाह्य तथा आंतरिक अभ्यास दोनों आते हैं। योग के आंतरिक अभ्यासों के अंतर्गत ध्यान व आत्म चिंतन आदि आते हैं तथा बाहरी अभ्यास हमारी शारीरिक अभ्यासों से जुड़ा होता है।

क्या है अष्टांग योग?

अष्टांग योग का अर्थ है 'योग के आठ अंग'। इसका नाम अष्टांग योग पड़ने का कारण यह भी है कि पतंजलि ने योग की समस्त विद्याओं को आठ अंगों में बांट कर श्रेणीबद्ध कर दिया तथा वो आठ अंग निम्नलिखित हैं-

1. **यम**– यम के अंतर्गत कायिक, वाचिक तथा मानसिक संयम के लिए अहिंसा, सत्य, चोरी न करना, ब्रह्मचर्य तथा अपरिग्रह जैसे पांच आधार बताए हैं, जिनका पालन करने से व्यक्ति के जीवन तथा समाज दोनों में व्यवस्था बनी रहती है। यम के द्वारा विभिन्न योगों से मुक्ति पाकर पवित्रता की प्राप्ति होती है तथा व्यवहारिक जीवन भी पवित्र होता है।

2. **नियम**– मनुष्य के जीवन को व्यवस्थित तथा सुचारु बनाने के लिए कुछ नियमों का प्रतिपादन किया गया है जैसे शौच (बाह्य तथा आंतरिक शुद्धि), संतोष, तप, स्वाध्याय, और ईश्वर प्राणिधान इसके अंतर्गत आते हैं। नियम के माध्यम से इंद्रियों व सम्पूर्ण शरीर में व्याप्त तामसिक तथा राजसिक गुणों का नाश होता है और पवित्रता की प्राप्ति होती है।

3. **आसन**– आसन से महर्षि पतंजलि का तात्पर्य स्थिर तथा सुखपूर्वक बैठने से है। योग में आसन का महत्त्व बहुत अधिक है। आसन के माध्यम से चंचलता तथा आलस्य रूपी विकार दूर होता है तथा दिव्यता की प्राप्ति होती है।

4. **प्राणायाम**– श्वास तथा प्रश्वास के नियमन की क्रिया प्राणायाम कहलाती है। यह मनुष्य के शरीर को तो निरोगी रखता ही है साथ ही इससे मन की चंचलता पर भी विजय प्राप्त कर सकते हैं। प्राणायाम के माध्यम से स्वस्थ शरीर व मन की प्राप्ति तो होती ही है साथ ही इसके माध्यम से मन पर नियंत्रण करना भी सरल हो जाता है।

5. **प्रत्याहार**– यदि हम सामान्य शब्दों में कहें तो आपनी इंन्द्रियों को विषयों से हटाने का नाम ही प्रत्याहार है। प्रत्याहार के अभ्यास से इंन्द्रियों पर संयम रखकर मनुष्य अंतर्मुखिता की स्थिति को प्राप्त करता है, जो कि योग के लिए बहुत आवश्यक है। इसके माध्यम से इंद्रियों में व्याप्त आलस्य का शमन होता है।

6. **धारणा**– धारणा से तात्पर्य है चित्त को किसी एक स्थान पर एकाग्र या केंन्द्रित करना। यह बहुत आवश्यक है, क्योंकि चित्त की अत्यधिक चंचलता मनुष्य के लिए घातक होती है। यह अष्टांग का बहुत महत्त्वपूर्ण अंग है इससे चित्त में व्याप्त अज्ञानता का शमन होता है तथा मन किसी एक सात्त्विक विषय पर केंद्रित होता है।

7. **ध्यान**– ध्यान का तत्पर्य है पूरी चेतना व मन का किसी एक वस्तु या बिंदु पर इस प्रकार केंन्द्रित हो जाना कि उसके भटकने या किसी अन्य दिशा में जाने की कोई गुंजाइश ही न हो।

8. **समाधि**– यह अष्टांग योग का आठवां तथा अंतिम अंग है। इसका तात्पर्य है चित्त की वैसी अवस्था, जिसमें चित्त अपनी ध्येय वस्तु या इष्ट के चिंतन में इस प्रकार लीन हो

जाता है कि उसे इस संसार की कोई सुध ही नहीं रह जाती है तथा यह महाचेतना की स्थिति होती है। दर्शन के अंतर्गत समाधि को मोक्ष का साधन माना जाता है।

कैसी हो योगी की दिनचर्या?

यूं तो प्रत्येक व्यक्ति अपनी दिनचर्या का निर्धारण स्वयं करता है तथा उसकी दिनचर्या उसकी जरूरतों तथा प्राथमिकताओं पर निर्भर करती है, लेकिन अगर आप योग को अपने जीवन का हिस्सा बनाना चाहते हैं तथा निरोगी जीवन जीना चाहते हैं तो निम्नलिखित दिनचर्या को अपना सकते हैं-

प्रात: 4 से 5 बजे- ब्रह्म मुहूर्त (उषा काल) में उठना, प्रभुस्मरण।

प्रात: 5 से 6 बजे- शौच, दन्तधावन, स्नान आदि।

प्रात: 6 से 7 बजे- आसन, प्राणायाम, संध्या।

प्रात: 7 से 8 बजे- हवन, स्वाध्याय, सुबह ।

प्रात: 8 से 9 बजे- पारिवारिक कार्य।

प्रात: 9 से 10 बजे- भोजन।

प्रात: 10 से सांय 5 बजे तक- अपना व्यावसायिक कार्य।

सांय 5 से 6 बजे- पारिवारिक कार्य।

सांय 6 से 7 बजे- शौच, आसन, संध्या हवन।

सांय 7 से 8 बजे- भ्रमण, स्वाध्याय।

सांय 8 से 9 बजे- भोजन।

सांय 9 से 10 बजे- संगीत, व्याख्यान, सत्संग, स्वाध्याय आदि

इच्छानुसार परोपकार के सामाजिक कार्य। दिन भर के अच्छे व बुरे कार्यों का चिन्तन करें।

उसके पश्चात् तमाम विचारों, चिंताओं को अपने दिमाग से निकाल कर, निश्चिंत हो कर प्रभु का स्मरण करके आराम करें।

❐

आसन से जुड़े नियम व सावधानियां

जिस प्रकार किसी भी कार्य को उचित प्रकार से करने के लिए यह आवश्यक है कि उसे व्यवस्थित रूप से नियमों के अनुसार ही किया जाए, उसी प्रकार योगासनों को करने हेतु भी कुछ नियमों का पालन करना आवश्यक होता है।

1. **समय**- आसन प्रातः और सायं दोनों समय कर सकते हैं। यदि दोनों समय नहीं कर सकते, तो प्रातःकाल का समय उत्तम है। प्रातःकाल मन शान्त रहता है। प्रातः शौचादि से निवृत होकर खाली पेट तथा दोपहर के भोजन के लगभग 5-6 घण्टे बाद सांयकाल में आसन कर सकते हैं। आसन करने से पहले शौच आदि से निवृत होना चाहिए। यदि कब्ज रहता है तो प्रातःकाल तांबे या चांदी के बर्तन में रखे हुए पानी को पीना चाहिए। उसके पश्चात् थोड़ा भ्रमण करें। इससे पेट साफ हो जाता है। अधिक कब्ज हो, तो त्रिफला चूर्ण सोते समय गर्म पानी से लें।

2. **स्थान**- स्वच्छ, शान्त एवं एकान्त स्थान आसनों के लिए उत्तम है। यदि वृक्षों की हरियाली के समीप, बाग, तालाब या नदी का किनारा हो, तो सर्वोत्तम है। खुले वातावरण एवं वृक्षों के नजदीक ऑक्सीजन पर्याप्त मात्रा में होती है, जो स्वास्थ्य के लिए उत्तम है। यदि घर में आसन-प्राणायाम करें, तो घी का दीपक या गुग्गुल आदि जलाकर उस स्थान को सुगन्धित करना चाहिए।

3. **वेशभूषा**– आसन करते समय शरीर पर वस्त्र कम और सुविधाजनक होने चाहिए। पुरुष हाफ पैण्ट और बनियान का उपयोग कर सकते हैं। माताएं और बहनें सलवार, ब्लाउज आदि पहनकर आसन, प्राणायाम आदि का अभ्यास करें।

4. **आसन एवं मात्रा**– भूमि पर बिछाने के लिए मुलायम दरी या कम्बल का प्रयोग करना उचित है। खुली जमीन पर आसन न करें। अपने सामर्थ्य के अनुसार व्यायाम करना चाहिए। आसनों का पूर्ण अभ्यास एक घण्टे में, मध्यम अभ्यास 30 मिनट में तथा संक्षिप्त अभ्यास 15 मिनट में होता है। आधा घण्टा तो प्रत्येक व्यक्ति को योगासन करना ही चाहिए।

5. **आयु**– मन एकाग्र कर प्रसन्नता एवं उत्साह के साथ अपनी आयु, शारीरिक शक्ति और क्षमता का पूरा ध्यान रखते हुए यथाशक्ति अभ्यास करना चाहिए तभी वह योग से वास्तविक लाभ उठा सकेगा। वृद्ध एवं दुर्बल व्यक्तियों को आसन एवं प्राणायाम अल्प मात्रा में करने चाहिए। दस वर्ष से अधिक आयु के बालक सभी यौगिक अभ्यास कर सकते हैं। गर्भवती महिलाएं कठिन आसनादि न करें। वे केवल शनैःशनैः दीर्घ श्रवसन, प्रणव–नाद एवं गायत्री आदि पवित्र मन्त्रों द्वारा ध्यान करें।

6. **अवस्था एवं सावधानियां**– सभी अवस्थाओं में आसन एवं प्राणायाम किये जा सकते हैं। इन क्रियाओं से स्वस्थ व्यक्ति का स्वास्थ्य उत्तम बनता है। वह रोगी नहीं होता और रोगी व्यक्ति स्वस्थ होता है। परंतु फिर भी कुछ ऐसे आसन हैं, जिनको रोगी व्यक्ति को नहीं करना चाहिए यथा जिनके कान बहते हों, नेत्रों में लाली हो, स्नायु एवं हृदय दुर्बल हो, उनको शीर्षासन नहीं करना चाहिए। हृदय–दौर्बल्य वाले व्यक्ति को अधिक भारी आसन जैसे पूर्ण शलभासन, धनुरासन आदि नहीं करना चाहिए। अण्डवृद्धि वालों को भी वो आसन नहीं करने चाहिए, जिनसे नाभि के नीचे वाले हिस्से पर अधिक दबाव पड़ता है। उच्च रक्तचाप वाले रोगियों को सिर के बल किये जाने वाले शीर्षासन आदि तथा महिलाओं को मासिक धर्म के दौरान में 4–5 दिन आसनों का अभ्यास नहीं करना चाहिए। जिनको कमर और गर्दन में दर्द रहता हो, वे आगे झुकने वाले आसन न करें।

7. **भोजन**– भोजन आसन के लगभग आधे घण्टे पश्चात् करना चाहिए। भोजन में सात्त्विक पदार्थ हों तले हुए गरिष्ठ पदार्थों के सेवन से जठर विकृत हो जाता है। आसन के बाद चाय नहीं पीनी चाहिए। एक बार चाय पीने से यकृत आदि कोमल ग्रन्थियों के लगभग 50 सेल्स निष्क्रिय हो जाते हैं। इससे आप स्वयं अनुमान कर सकते हैं कि चाय से कितनी हानि है। यह भी स्वास्थ्य की एक भयंकर शत्रु है, जो

शरीर-रूपी पावन मन्दिर को विकृत कर देती है। इसमें एक प्रकार का नशा भी होता है, जिसका व्यक्ति अभ्यास्त हो जाता है। जठराग्नि को मन्द करने एवं अम्लपित्त, गैस, कब्जादि रोगों को उत्पन्न करने में चाय का सबसे अधिक योगदान होता है। यकृत को विकृत करने में भी चाय और अंग्रेजी दवा दोनों की हानिकारक भूमिका होती है।

8. **श्वास**- प्रश्वास का नियम- आसन करते समय सामान्य नियम है कि आगे की ओर झुकते समय श्वास बाहर निकालते हैं तथा पीछे की ओर झुकते समय श्वास अन्दर भरकर रखते हैं। श्वास नासिका से ही लेना और छोड़ना चाहिए, मुख से नहीं, क्योंकि नाक से लिया हुआ श्वास फिल्टर होकर अन्दर जाता है।

9. **दृष्टि**- आंखें बन्द करके योगासन करने से मन की एकाग्रता बढ़ती है, जिससे मानसिक तनाव एवं चंचलता दूर होती है। सामान्यत: आसन एवं प्राणायाम आंखें खोलकर भी कर सकते हैं।

10. **क्रम**- कुछ आसन एक पार्श्व करने होते हैं। यदि कोई आसन दाएं करवट करें तो उसे बाएं करवट भी करें। इसके अतिरिक्त आसनों का एक ऐसा क्रम निश्चित कर लें कि प्रत्येक अनुवर्ती आसन से विघटित दिशा में भी पेशियों और सन्धियों का व्यायाम हो। उदाहरणत: सर्वांगासन के उपरान्त मत्स्यासन, मण्डूकासन के बाद उष्ट्रासन किया जाये। नवाभ्यासी शुरू में 2-4 दिन मांसपेशियों और सन्धियों में पीड़ा अनुभव करेंगे। अभ्यास जारी रखें। पीड़ा स्वत शांत हो जायेगी। लेटी अवस्था में किये गये आसनों के बाद जब भी उठा जाये, बाईं करवट की ओर झुकते हुए उठना चाहिए। अभ्यास के अन्त में शवासन 8-10 मिनट के लिए अवश्य करें, ताकि अंग-प्रत्यंग शिथिल हो जायें।

11. **विश्राम**- आसन करते हुए जब-जब थकान हो, तब-तब शवासन या मकरासन में विश्राम करना चाहिए। थक जाने पर बीच में भी विश्राम कर सकते हैं।

12. **गुरु**- गुरुपदिष्टमार्गेण योगमेव समभ्यसेत्।

योग की सिद्धि गुरुकृपा और गुरु-उपदिष्ट मार्ग से ही होती है। इसलिए योगासन, प्राणायाम, ध्यान आदि का अभ्यास प्रारम्भ में गुरु के सान्निध्य में ही करना चाहिए।

13. **यम**-नियम-योगाभ्यासियों को यम-नियम का पालन पूरी शक्ति के साथ करना चाहिए। बिना यम-नियम के पालन के कोई भी व्यक्ति योगी नहीं हो सकता।

14. शरीर का तापमान- शरीर का तापमान अधिक उष्ण होने या ज्वर होने की स्थिति में योगाभ्यास करने से तापमान बढ़ जाये तो चन्द्रस्वर यानी बाईं नासिका से श्वास अन्दर खींचकर (पूरक कर), सूर्य-स्वर, यानी दायीं नासिका से रेचक (श्वास बाहर निकालना) करने की विधि बार-बार करके तापमान सामान्य कर लेना चाहिए।

15. पेट की सफाई- पेट की ठीक से सफाई न होती हो, कब्ज और अपच की शिकायत रहती हो तो कुछ दिन प्रारम्भ में कोई सौम्य रेचक हरड़ या त्रिफलादि चूर्ण रात को सोते समय ले लें। अन्यथा पेट साफ न होने की स्थिति में आंख, मुख, सिर में विकार एवं स्नायु-मण्डल में कमजोरी होने की शिकायत हो सकती है। अतः पेट का साफ होना, कब्ज-रहित होना, अपच न होना, रात को समय से सोकर पूरी नींद लेना और उचित आहार-विहार करना बहुत ही आवश्यक है।

16. कठिन आसन- जिन व्यक्तियों का कभी अस्थिभंग हुआ हो, वे कठिन आसनों का अभ्यास कभी नहीं करें, अन्यथा उसी स्थान पर हड्डी दोबार टूट सकती है।

17. पसीना आने पर- अभ्यास के दौरान पसीना आ जाये तो तौलिये से पोंछ लें, इससे चुस्ती आ जाती है, चर्म स्वस्थ रहता है और रोगाणु चर्म-मार्ग से शरीर में प्रवेश नहीं कर सकेंगे। योगासनों का अभ्यास यथासम्भव स्नानादि से निवृत्त होकर करना चाहिए। अभ्यास के 15-20 मिनट बाद भी शरीर का तापमान सामान्य होने पर स्नान कर सकते हैं।

❒

योग से नुकसान

यूँ तो योग एक तौर पर पूर्ण रूप से प्राकृतिक एवं वैज्ञानिक पद्धति है, जिसका उपयोग पूर्ण रूप से सुरक्षित व हितकारी है, परंतु इससे जुड़ी कई सावधानियां, नियम व परहेज आदि भी हैं यदि हम उसका ध्यान नहीं रखते तो यही योग हमें लाभ देने की बजाय नुकसान पहुंचा सकता है। कौन से हैं वो नुकसान? आइये जानते हैं।

हम हमेशा से सुनते आ रहे हैं की योग का अभ्यास करने से शरीर को फायदा मिलता है। इसका नियमित अभ्यास शरीर के लिए स्वास्थ्यकर माना गया है, पर क्या आप जानते हैं कि योग करने से शरीर को नुकसान भी पहुंचता है। इसे करने से न केवल शारीरिक बल्कि मानसिक दुष्प्रभाव भी होते हैं, जिन्हें कुंडलिनी सिंड्रोम कहा जाता है। बहुत ज्यादा देर तक योग और प्राणायाम के अभ्यास से आप भी कुंडली सिंड्रोम के शिकार हो सकते हैं। हम आपको बताना चाहते हैं की योग करने से शरीर की मांसपेशियों तथा रक्तनलिकाओं में खिंचाव होता है। यदि योग का अभ्यास आवश्यकता से अधिक, या फिर कहें की शरीर की फ्लेक्सिबिलिटी (लचीलापन) के विरुद्ध ज्यादा जोर दिया जाए तो शरीर की मांसपेशियां खिंच जाती हैं। नतीजतन शरीर के उस हिस्से में दर्द प्रारंभ हो जाता है। यदि वक्त के रहते इस परेशानी पर ध्यान नहीं दिया जाये तो आपके शरीर का वह हिस्सा लकवाग्रस्त भी हो सकता है। तो आइये जानते हैं योग से होने वाले दुष्प्रभाव के बारे में –

अत्यधिक थकावट

यदि आपको योग करने के बाद एक कॉफी या झपकी की जरूरत महसूस होती है, तो इसका मतलब है की आप अपनी क्षमता से अधिक योग का अभ्यास कर रहे हैं। पावर योगा के अत्यधिक अभ्यास से शरीर में गर्मी उत्पन्न होती है और शरीर से इलेक्ट्रोलाइट्स और सोडियम का स्तर कम हो जाता है। यदि योग करने के बाद आपको चक्कर आना, थकान महसूस होना, अत्यधिक कमजोरी या मितली आती है, तो ऐसा होने पर योग कक्ष से कुछ देर के लिए बाहर चले जायें। बाहर की हवा में सांस लेने से आपको अच्छा महसूस होगा। खूब सारा पानी पिएं, पर्याप्त नींद और आराम लें और योग के समय को थोड़ा कम करें।

जीवन-शैली में योग की आदत

योग के नियमित अभ्यास से शरीर को बहुत फायदे मिलते हैं। इन फायदों को देखकर कुछ लोग योग के दीवाने बन जाते हैं। एक बार योग करने की आदत पड़ जाये तो फिर योग को बिना करे अच्छा नहीं लगता है। अत: ऐसे लोग जिस दिन योग ना करें, उन्हें फ्रेश महसूस नहीं होता, आलस आता है और उनका मन भी नहीं लगता है। योग को लेकर लोगों का यह दीवानापन उन्हें बाद में बीमार भी कर सकता है।

चोट लगना

योग करते वक्त चोट लगने की समस्या बहुत आम है। योग के दौरान लगने वाली चोटों में गर्दन , घुटने और कंधे की चोट शामिल हैं। यहां तक की कई बार मांसपेशियों का फटना, हर्नियेटेड डिस्क और कार्पल टनल (दबाने पर अत्याधिक दर्द)की परेशानी भी देखने को मिलती है। कुछ योग के आसन जैसे की चतुरंग, पुश अप्स आदि में कोहनी को मोड़ना पड़ता है, जिससे की इसमें कलाई, कोहनी और कंधे को व्यापक क्षति होने का खतरा बना रहता है।

गुस्सा बढ़ जाता है

योग का अत्यधिक अभ्यास करने से शरीर में टेस्टोस्टेरॉन हॉर्मोन का प्रवाह अधिक होने लगता है, जिसके चलते व्यक्ति में आक्रामकता बढ़ जाती है। और ऐसे में अभ्यासकर्ता को मामूली-बातों पर भी गुस्सा आने लगता है।

आध्यात्मिक भ्रम

कई बार योग कक्षा में जाकर लोग अपने स्वास्थ्य सुधारने नहीं बल्कि कुछ और चीज़ों के बारे में ध्यान देने लगते हैं। कई बार लड़कियां दूसरी लड़कियों की वीडियो देखकर उसके जैसा बनने का सोचने लगती हैं और इसी चीज़ का फायदा योग शिक्षक उठाने लगते हैं। इसलिए

ही योग शिक्षकों द्वारा सेक्स घोटाले की सूचना कई बार सुनने को मिलती है। कुछ शिक्षक उनकी शक्ति का दुरुपयोग करने जैसे अपने छात्रों को छूना और यौन सम्बन्ध बनाने के लिए प्रतिबद्ध करने के लिए जाने जाते हैं।

आप हमेशा एक बात याद रखें कि यदि आप कड़ी मेहनत करेंगे तो मन मुताबित लाभ पा सकते हैं। अपनी रक्षा करना आपका ही कार्य है। इसलिए किसी के बहकावे में नहीं आएं और यदि आपको शिक्षक का व्यवहार अनुचित लग रहा है तो वैसी जगह जाने से बचें।

खाने का टेस्ट बदल जाता है

नियमित रूप से योग करने पर मस्तिष्क में कई बदलाव होते हैं, जिसके चलते खान-पान की आदतों में भी बदलाव आता है। अक्सर कई बार योग के आदी लोगों में देखा गया है कि वे लोग नॉन-वेज तथा शराब को नापसंद करने लगते हैं। इसके बजाय वे सादा, शाकाहारी खाना पसंद करने लगते हैं। वैसे भी यह बदलाव शरीर को हेल्दी बनाए रखने के लिए अच्छा है।

❐

व्यायाम से बेहतर है योग

आज के आधुनिक युग में बहुत से लोग ऐसे भी हैं जो योग से अधिक व्यायाम को प्राथमिकता देते हैं। उन्हें योग पुराने ज़माने का, कम असरकारक लगता है, जबकि सत्य तो यह है कि योग व्यायाम से बेहतर है। व्यायाम की कुछ सीमाएं और दुष्प्रभाव भी हैं जो योग में नहीं। योग व्यायाम की तुलना में से किस तरह और कितना भिन्न है? आइये जानते हैं।

योग शब्द का अर्थ 'एक्य' या 'एकत्व' होता है और यह संस्कृत धातु 'युज्' से बना है, जिसका अर्थ होता है 'जोड़ना'। गीता में भगवन श्री कृष्ण ने कहा है ''योगः कर्मसु कौशलम्'' अर्थात् योग से कर्मों में कुशलता आती है। व्यावहारिक स्तर पर योग शरीर, मन और भावनाओं में संतुलन और सामंजस्य स्थापित करने का एक साधन है।

योग किसी भी धर्म, सम्प्रदाय, जाति या भाषा से नहीं जुड़ा है। योग का अर्थ है जोड़ना, एकीकरण करना। अच्छी एवं सकारात्मक ऊर्जाओं को संगठित करने एवं परम परमात्मा से साक्षात्कार का यह अनूठा माध्यम है। इसलिए यह प्रेम, अहिंसा, करुणा सबको साथ लेकर चलने की बात करता है। योग, जीवन की प्रक्रिया की छानबीन है। यह सभी धर्मों से पहले अस्तित्व में आया और इसने मानव के सामने अनंत संभावनाओं को खोलने का काम किया। आंतरिक व आत्मिक विकास, मानव कल्याण से जुड़ा यह विज्ञान सम्पूर्ण दुनिया के लिए एक महान तोहफा है।

अधिकतर लोग योगासन तथा व्यायाम दोनों को एक ही समझते हैं परन्तु ऐसा नहीं है।

इन दोनों का अपना-अपना महत्त्व होता है। योग सिर्फ एक कसरत नहीं है, कसरत में तो आप सिर्फ शारीरिक प्रक्रिया करते हैं लेकिन योग में आप शारीरिक, मानसिक एवं भावानात्मक प्रक्रिया करते हैं। योगासन शरीर की स्थिरता को बनाए रखता है, जबकि व्यायाम शरीर की गतिशीलता को बढ़ाता है।

हम सभी शारीरिक फिटनेस के महत्त्व के बारे में जागरुक हो रहे हैं। जिम जाने वाले, दौड़ने वाले और साइकिल चलाने वालों का समूह बहुत आम हो गया है। योग भी लोकप्रिय हो रहा है, लेकिन आमतौर पर यह शारीरिक व्यायाम का एक रूप समझा जा रहा है, जो गलत है। वास्तव में, आसन, योगाभ्यास का सिर्फ़ एक हिस्सा है और ये आसन नियमित शारीरिक व्यायाम से काफी भिन्न होते हैं और इसके परिणाम भी भिन्न हैं।

योग स्थिर आसन और मासपेशियों की विश्रांति पर अधिक केंद्रित है। पतंजलि के अनुसार आसन एक स्थिर और सहज स्थिति है, जिसमें संचलन धीमी और नियंत्रित है; और सांस भी शामिल होती है। नियमित रूप से व्यायाम में मासपेशियों के संचलन और तनाव पर ज़ोर दिया जाता है; जिसमें सांस शामिल नहीं होती, जिसके कारण योग और व्यायाम के प्रभाव भिन्न हैं।

योग से खुद पर ध्यान केंद्रित होता है

बहुत से योगा केन्द्रों में कांच नहीं होते हैं, जिससे आप अपने शरीर पर ध्यान केंद्रित कर पाते हैं। इसमें आपको पता रहता है कि आपका हर अंग और हर मांसपेशी क्या कर रही है, जबकि जिम में कांच लगे होते हैं इससे आपको यह चिंता रहती है कि दूसरे आपको देख रहे होंगे और आप भी दूसरों को देखने लग जाते हैं, जिससे ध्यान भ्रमित होता है।

योग आपके दर्द को आसान बनाता है

जिम में कठिन व्यायाम दर्द ज्यादा होता है। आप धीरे-धीरे मासपेशियों को खींचते हैं और ऊर्जा शरीर में लेते हैं। मासपेशियों का लचीलापन और लुब्रिकेंट शरीर को स्वस्थ रखता है। वजन उठाने और ट्रेडमिल पर दौड़ने से खिंचाव ज्यादा होता है, जिससे चोट भी लग सकती है।

योग आपको खुली सांस लेने में मदद करता है

तनाव के समय हम ठीक प्रकार से सांस नहीं लेते हैं और लेते हैं तो भी उथले सांस लेते हैं। गहरी सांस के बिना सही तरह सोचा नहीं जा सकता है। योग में हम सांस को महत्त्व देते हैं, जिससे जरूरत के समय हम गहरी सांस ले पाते हैं।

योग से तनाव दूर होता है

बहुत सी योगा कक्षाओं में ध्यान या शवासन जरूर किया जाता है। इससे आप दिन भर के तनाव को भूल जाते हैं। अभ्यास के साथ तनाव की स्थिति से आसानी से लड़ा जा सकता है और तनाव के स्तर को कम किया जा सकता है। जिम में एक दूसरे से ज्यादा व्यायाम करने की प्रतिद्वंदिता, गानों की तेज आवाज और चमकती रौशनी आपके तनाव को बढ़ा सकती है।

योग के दौरान आप सांस, मुद्रा और एक टक देखने पर अपना ध्यान केन्द्रित करते हैं। बाहर का कोई व्यवधान आपको परेशान नहीं करता है, जबकि जिम में तेज म्यूजिक, टीवी आदि के कारण आपका ध्यान भंग होता है और आप ध्यान केन्द्रित नहीं कर पाते हैं।

योग शरीर के लिए सही है

ऐसा नहीं है कि योग करने में ताकत नहीं लगती है। यदि कोई आष्टांग कर रहा हो तो उससे पूछे कि यह कितना कठिन है। योग से शरीर में गर्मी पैदा होती है और मासपेशियों में जोर पड़ता है, लेकिन इसमें आप उतना ही करते हैं जितना कि आपका शरीर कर सकता है, जबकि जिम में आप ज्यादा वजन उठाते हैं, जिससे जोड़ों पर दबाव पड़ता है और चोट भी लग सकती है। योग में आप शरीर को एक मुद्रा में खींचते हैं इसलिए शरीर अगली मुद्रा के लिए तैयार रहता है।

योग अंदर और बाहर दोनों तरह से फायदेमंद है

योग के दौरान शरीर को घुमाना, खींचना और मोड़ना आदि क्रियाएं पाचन तंत्र, संचार तंत्र, लसीका तंत्र आदि के लिए लाभकारी हैं। यह शरीर से जहरीले पदार्थों को निकालकर आपके कार्डिओवैस्कुलर सिस्टम (हृदय तंत्र) को ठीक रखता है। यह मांसपेशियों को भी मजबूत बनाता है। जिम में किया गया व्यायाम केवल मासपेशियों को मजबूत और कार्डिओ को ठीक करता है।

योग एक बेहतर व्यायाम भी है

जिम में व्यायाम करने से शरीर केवल सुडौल बनता है, जबकि योग आपके शरीर का सम्पूर्ण विकास करता है। यहां तक की जिम में बनाये गए शरीर को और भी अधिक सशक्त बनाता है। नियमित योग करने से आपके शरीर कि हड्डियां मजबूत एवं मासपेशियां सख्त रहती हैं। योग के लाभ से हमारे शरीर के उठने-बैठने एवं खड़े होने आदि सभी क्रियाओं का सुधार होता है।

योग के अन्य फायदे

जहां जिम आदि से शरीर के किसी खास अंग का ही व्यायाम होता है, वहीं योग से शरीर के समस्त अंग प्रत्यंगों, ग्रंथियों का व्यायाम होता है, जिससे अंग-प्रत्यंग सुचारु रूप से कार्य करने लगते हैं।

प्रतिरक्षा प्रणाली

योग प्रतिरक्षा कोशिकाओं में बढ़ोत्तरी कर उनकी कार्य-क्षमता बढ़ाता है, जिससे प्रतिरक्षा प्रणाली को बढ़ावा मिलता है। व्यायाम में भी यही होता है, लेकिन आमतौर पर व्यायाम की प्रकृति, तीव्रता और अवधि पर निर्भर करती है।

शरीर और दिमाग का एक साथ होना कहलाता है योग

जब तक आपका पूरा ध्यान आपके शरीर की गतिविधियों (मूवमेंट) पर नहीं है, तब तक आप अपने शरीर को चाहे जैसे घूमा लें, कुछ भी कर लें, वह योग नहीं है। योग का मतलब है शरीर और दिमाग का एक साथ होना (माइंड बॉडी कोऑर्डिनेशन)। शरीर और दिमाग का संतुलन योग की पहली शर्त है। योग कोई व्यायाम (एक्सरसाइज) नहीं है। योग जिम जाकर ट्रेडमिल पर तेज म्यूजिक के बीच पसीने बहाने जैसा कुछ नहीं है। जिम में व्यायाम करने के दौरान हमारे शरीर के कुछ अंग ही गतिशील होते हैं, जबकि योग हमारे शरीर के सभी अंगों को तरोताजा कर देता है, गतिशील कर देता है। शरीर और दिमाग को साध लेने का अभ्यास करना योग है। ध्यान और योग अलग नहीं हैं बल्कि दोनों एक दूसरे का हिस्सा हैं। ध्यान योग है और योग ध्यान है।

योग और व्यायाम में अंतर

- व्यायाम में आप अपनी सांसों पर ध्यान नहीं देते और सांसें काफी तेज हो जाती हैं। योग में सांसों पर संतुलन सिखाया जाता है, जिसमें आसन के आधार पर सांस लेनी होती है।

- योग जहां एक ओर शरीर को रंगत प्रदान करता है वहीं दूसरी तरफ यह आत्मा को भी जागृत करता है और एक सकारात्मक ऊर्जा का संचार करता है। जिम में किया गया वर्क आउट केवल शारीरिक रूप से ठीक है इसके मानसिक और आत्मिक फायदे कम हैं।

- योगासन से शरीर लचीला रहता है, जबकि व्यायाम से मासपेशियों में कड़ापन आ जाता है।

- व्यायाम तीव्रता और प्रबलता पर जोर देता है, जिससे मासपेशियों को नुकसान भी पहुंच सकता है। योग धीमी गति से किया जाता है, जो सहनशक्ति बढ़ाता है। योग से मासपेशियां कमजोर नहीं होती हैं।

- व्यायाम से पाचन शक्ति तेज हो जाती है, जिससे भूख ज्यादा लगती है और इंसान अधिक खाता है। योग से पाचन शक्ति धीरे होती है, जिससे भूख कम होती है और इंसान कम खाने लगता है।

- व्यायाम से तेजी से ऊर्जा खर्च होती है, जिससे आप थक जाते हैं। योग करते समय ऊर्जा धीरे-धीरे खर्च होती है, जिससे आप थकते नहीं बल्कि तरोताजा महसूस करते हैं।

- व्यायाम में कोई सिद्धांत नहीं होता, जबकि योग पांच सिद्धांतों पर आधारित है - सही भोजन, सही सोच, सही सांसें, नियमित व्यायाम और आराम।

- व्यायाम हर उम्र का इंसान नहीं कर सकता जैसे की वृद्ध या बीमार व्यक्ति। योग हर उम्र का व्यक्ति कर सकता है। बीमार इंसान भी कुछ आसान सांसों की क्रिया कर सकता है।

- माना जाता है कि जिम की कसरत छोड़ने के बाद शरीर में एकदम से ढलाव आने लगता है इसलिए जिम की कसरत को जारी रखना जरूरी है अन्यथा हाथ-पैर दर्द करने लगते हैं। उम्र बढ़ने के साथ-साथ जोड़ों का दर्द बढ़ने लगता है। मासपेशियों में खिंचाव की समस्या से लड़ना पड़ता है परन्तु लगातार योग करने के बाद योग छोड़ भी देते हैं तो इससे शरीर में किसी भी प्रकार का ढलाव नहीं आता और हाथ-पैर में दर्द भी नहीं होता। जब स्फूर्ती दिखाने का मौका होता है तो यह शरीर एकदम से सक्रिय होने की क्षमता रखता है।

- व्यायाम में ऊर्जा तेज़ी से व्यय होती है, जिसके कारण आप थक जाते हैं। और ज्यादा कसरत नहीं कर पाते, लेकिन योग में ऊर्जा धीरे-धीरे खर्च होती है, जिसमें आप थकने की बजाये अपने आप को तारो-ताजा अनुभव करते हैं।

- सबसे महत्त्वपूर्ण बात कई सारे व्यायाम के लिए आपको भरपूर स्थान और साधन-समान की आवश्यकता होती है, लेकिन योग के लिए आपको सिर्फ एक मैट और थोड़ी सी जगह की आवश्यकता पड़ती है।

- जो व्यक्ति योगासनों का लगातार प्रयोग करता है उसके शरीर में एक प्रकार का ठहराव या स्थायित्व बन जाता है व दूसरी ओर व्यायामों को लगातार करने से हमारे शरीर के विभिन्न अंगों में संचालन की क्षमता बढ़ जाती है।

- योग में मांसपेशियों को खींचकर आप उन्हें बढ़ाते हैं इसलिए इससे आपका शरीर दुबला दिखता है। जिम वर्कआउट में आप वजन उठाते हैं इसलिए मांसपेशियां फूलती हैं।

- योग में एक बार आसन सिद्ध करने के बाद, शरीर को आराम मिलता है और रक्त की आवश्यकता कम होती है। इससे हृदय पर तनाव कम होता है। व्यायाम में, प्रभाव विपरीत है। साधारण व्यायाम मासपेशियों पर दबाव डालते हैं, इससे रक्तसंचार की गति बढ़ती है और ब्लड प्रेशर भी बढ़ता है, जिससे दिल का काम का बोझ बढ़ता है, क्योंकि उसे तेज़ गति से रक्त को पंप करना पड़ता है।

- एक विशिष्ट तरीके से नथुने से सांस लेने के माध्यम से योग बेहतर अनुभूति को बढ़ावा देता है; यह नियमित व्यायाम में महसूस नहीं होता। तंत्रिका तंत्र पर योग का असर इतना सुखदायक होता है कि पूरा शरीर विश्रांति का अनुभव करता है। व्यायाम से लैक्टिक एसिड का उत्पादन होता है, जो थकान और थकावट का कारण बन सकता है। दर्द को सहने की क्षमता, आवेशपूर्ण व्यवहार पर नियंत्रण आदि योग के अन्य लाभ हैं, जो व्यायाम में नहीं हैं। योग संपूर्ण रूप से सुख, शांति और संतुष्टि प्रदान करता है।

❐

योग का नया रूप-मॉडर्न योगा

बदलते ज़माने के साथ आज हर चीज बदल रही है, फिर वह योग भी क्यों न हो। नए-नए योगाचार्यों या शोध कर्ताओं ने एक ओर नए योगासन खोजे हैं तो कुछ लोगों ने पारंपरिक आसनों में कुछ परिवर्तन किये हैं। आज के मनुष्य और उसकी दिनचर्या को देखते हुए बहुत से आसन ऐसे हैं जो हमें योग ग्रंथों में नहीं मिलते। कौन से हैं वो आसन, आइये जानते हैं।

बदलते समय के साथ योगा की क्रियाओं में भी कुछ परिवर्तन आए हैं। जानिये क्या हैं ये परिवर्तन तथा ये क्रियाएं किस प्रकार आपके स्वास्थ्य के लिए लाभदायक हैं।

स्वस्थ रहने का एक सुंदर और आसान तरीका है योग, जिसके जरिये आप अपने मन-मस्तिष्क और शरीर को स्वस्थ बना सकते हैं।

आजकल के हाइटेक युग में लोगों ने समय के अभाव के कारण योगा और उससे जुड़े आसनों को नया रूप दे दिया है, जिसे मॉडर्न योगा के नाम से संबोधित किया जाता है। आइए, जानते हैं कितना फायदा पहुंचाता है यह, हमारे शरीर और मस्तिष्क को।

पावर योगा

पावर योगा को डायनामिक योगा भी कहा जाता है। यह भारतीय योग अष्टांग का पश्चिमी रूपांतरण है, जो शरीर को लचीला और मजबूत बनाता है। पावर योगा के लिए कोई एक ही आसन नियमित नहीं है। इसे विभिन्न मुद्राओं में भी किया जा सकता है, जिसका लाभ आपके पूरे शरीर को पहुंचता है।

पावर योगा का मुख्य रूप सूर्य नमस्कार के आसनों से मिलता-जुलता है। बस गति को अपनी इच्छा और सुविधा के अनुसार बदल देते हैं। सूर्य नमस्कार 12 भागों में किया जाता है, जो आपको श्वास पर नियंत्रण रखना सिखाता है।

अगर आप रोज सुबह उठकर सूर्य नमस्कार या पावर योगा के 12 आसनों को करते हैं तो यह आपके शरीर को लचीला बनाता है और कमर के आस-पास की चर्बी को भी कम करता है।

पावर योगा के लाभ

- पावर योगा मांसपेशियों को मजबूत बनाता है, कैलोरीज घटाता है और शरीर में जमी वसा को कम करने में मददगार साबित होता है।
- यह योगा आपकी कमर और पीठ की मांसपेशियों को मजबूत बनाता है।
- पावर योगा आपके शरीर और मस्तिष्क को शांति प्रदान करता है।
- यह योगा आपके ध्यान को केंद्रित करने में भी मददगार साबित होता है।
- इस डायनामिक योगा के हफ्ते में तीन दिन और 45 मिनट के अभ्यास से आप खुद को स्वस्थ बना सकते हैं। दिल की बीमारी से ग्रसित रोगियों को पावर योगा अपने डॉ. की सलाह लेकर ही करना चाहिए।

फेशियल योगा

आज की तनावग्रस्त जिंदगी में अपने स्वास्थ्य व सौंदर्य को बनाए रखने के लिए योग को अपनाना एक विश्वसनीय मार्ग है। फेशियल योगा के जरिये आप अपने चेहरे के दाग-धब्बों, झाइयों, झुर्रियों तथा कालेपन को दूर कर सकते हैं।

कपोल शक्ति क्रिया

सुखासन या पद्मासन में बैठकर दोनों हाथों की आठों उंगलियों के आगे के भाग को आपस में मिलाकर दोनों अंगूठों से नाक के छिद्रों को बंद कर लें, फिर अपने मुंह से श्वास को आवाज के साथ भीतर खींचें, फिर दोनों अंगूठों से नाक के छिद्रों को बंद करके गालों को गुब्बारेनुमा फुलाएं और अपनी क्षमता अनुसार सांस रोककर, नाक के छिद्रों से अंगूठे को हटाते हुए धीरे-धीरे नाक से श्वास निकाल दें। इसका अभ्यास कम से कम 20 बार करें।

कपोल शक्ति विकास

भौंहों को जितना हो सके उतना ऊपर चढ़ाएं और आंखों को चौड़ा करें। कुछ देर इसी तरह रहें फिर आरामदायक स्थिति में आ जाएं। इस क्रिया को कम से कम 5 बार करें।

मुद्रा आसन

सुखासन या पद्मासन में बैठ जाएं और अपने दोनों हाथों की तीनों उंगलियों (तर्जनी उंगली को छोड़कर) अंगूठे के टिप से मिलाएं। इस प्रकार यह क्रिया उदान कहलाती है। इसका अभ्यास कम से कम 5 मिनट रोज करें।

लाभ

उपरोक्त आसनों के नियमित अभ्यास से आप अपने चेहरे की सुंदरता को और अधिक बढ़ा सकते हैं और चेहरे से जुड़े विकारों से मुक्ति पा सकते हैं।

आहार पद्धति

करेले का सेवन करें, खाने में अंकुरित दालें खाएं, दिन में 14 गिलास पानी पिएं, तनाव, क्रोध, चिंता, धूप से बचें।

ताली योगा

चिकित्सा पद्धति के अनुसार हमारे हाथों में सभी बिमारियों को ठीक करने के बिंदु होते हैं, जिन्हें दबाकर रोग में बहुत जल्दी आराम मिलता है। ताली योग इसका एक आयाम है। ताली बजाने के लिए हमें अपने दोनों हाथों को एक दूसरे पर मारना होता है। ऐसा करने से हमारी हथेली के सारे बिंदु सक्रिय हो जाते हैं।

जो लोग पाचन संस्थान के रोग जैसे कब्ज, गैस, अपच और भूख न लगने जैसे रोगों से पीड़ित हैं तो वह यह प्रयोग करें- अपने दाएं हाथ की चार अंगुलियों को अपने बाएं हाथ की हथेली पर जोर से ताली के रूप में मारें, प्रतिदिन प्रात: काल यह अभ्यास 5 मिनट तक करें। ध्यान रहे ताली की आवाज एक जैसी हो। कुछ दिनों के अभ्यास से आप धीरे-धीरे इन बिमारियों से छुटकारा पा लेंगे।

निम्न रक्तचाप के रोगियों के लिए ताली योग रामबाण है। इस विधि को करने के लिए सीधे खड़े होकर दोनों हाथों को सामने से ताली बजाते हुए नीचे से ऊपर की ओर ले जाकर गोलाकार घुमाएं। इस प्रकार के अभ्यास से हमारा शरीर ऊर्जावान हो जाता है और रक्तचाप भी सामान्य हो जाता है।

ताली योग के अभ्यास से हम स्वत: ध्यान की अवस्था में आ जाते हैं, परिणामस्वरूप हम मानसिक तनाव, चिड़चिड़ापन जैसे रोगों से मुक्त रहते हैं।

हास्य योगा

मनुष्य की आत्मा की संतुष्टि शारीरिक स्वास्थ्य और बुद्धि की स्थिरता नापने का एक ही मापदंड है, वह है चेहरे पर खिली प्रसन्नता। हंसना स्वास्थ्य के लिए बहुत अच्छा टॉनिक है। खुलकर हंसने से मनुष्य के रक्त संचार की गति बढ़ती है, पाचन तंत्र अधिक कुशलता से कार्य करता है, हंसने के कारण फेफड़ों के रोग नहीं होते और दूषित वायु बाहर निकलती है। हंसना जीवन की नीरसता, एकाकीपन, थकान, मानसिक तनाव और शारीरिक दर्द से राहत दिलाता है।

आज महिलाएं अपने चेहरे के लिए तरह-तरह की कंपनियों के सौंदर्य प्रसाधनों का उपयोग कर रही हैं, इसके बावजूद भी उनके चेहरों पर चमक नहीं दिखती। परंतु अगर वह हास्य योग का सहारा लें, तो चेहरे पर पड़ने वाली झुर्रियों से बच जाएंगी।

हंसना मानसिक तनाव को दूर करने के साथ-साथ शरीर की प्रतिरक्षा प्रणाली को भी मजबूत करता है। यह एक ऐसी कसरत है, जो बिना अतिरिक्त समय लगाए कोई भी कभी भी कहीं भी समय बहुत ही सहजता के साथ कर सकता है। वैज्ञानिकों का मानना है कि जो व्यक्ति जी भर कर हंसता है वह अधिक जीता है।

ऑफिस योगा

अगर दृढ़ इच्छा-शक्ति हो तो हम अपने ऑफिस में ही बैठकर योग की कुछ क्रियाओं को करके तमाम उम्र निरोग रह सकते हैं और निरोग रहने की इसी प्रक्रिया का नाम है ऑफिस योगा, जिसके द्वारा हम अपने हृदय, फेफड़े, पीठ, कमर, पेट और बांहों, पंजों को स्वस्थ रख सकते हैं। इन क्रियाओं से जहां हमारी कार्यक्षमता पर प्रभाव पड़ता है वहीं दूसरी ओर हमारे शरीर में स्मार्टनेस भी आती है।

हृदय स्तंभन क्रिया

सबसे पहले ऑफिस या घर पर कुर्सी पर आराम से बैठ जाएं और बाएं हाथ को कुर्सी के हाथों पर या फिर अपनी गोदी में रख लें। कमर, गर्दन, बिल्कुल सीधी, चेहरा, आंखें और शरीर तनाव रहित और फिर अपने दाएं हाथ की पांचों उंगलियों को मिलाकर कपनुमा आकार बना लें और अपनी छाती के बाएं भाग यानी हृदय वाले भाग पर धीरे-धीरे थपथपाएं। इस क्रिया को कम से कम 50 बार करें।

लाभ

इस क्रिया के द्वारा हमारे हृदय की मसाज होती है। हमारे हृदय में रक्त का संचार बढ़ जाता है, जिससे उसकी कार्यक्षमता बढ़ जाती है। हृदय को बल मिलता है, शरीर के सूक्ष्म विकार नष्ट हो जाते हैं।

कमर शक्ति विकासक क्रिया

इस क्रिया में एक कुर्सी पर आरामपूर्वक बैठ जाएं, टांगें और पैरों के पंजों को आपस में मिला लें, उसके बाद अपनी कमर तक के भाग को बाईं ओर झुकाएं और फिर अपनी गर्दन और दाएं हाथ को बाईं ओर झुकाएं तथा बाएं हाथ से कुर्सी का दायां किनारा पकड़ लें। कुछ देर इसी अवस्था में रहें, फिर इसी क्रिया को दूसरी ओर से करें। इस क्रिया को करते वक्त यह ध्यान रखें कि हमारी आंखें खुली रहनी चाहिए। इस क्रिया को कम से कम एक तरफ 10–10 बार करना चाहिए।

कमर शक्ति विकासक की दूसरी क्रिया

अपनी कुर्सी को डेस्क से थोड़ा पीछे की ओर सरकाकर कुर्सी के अग्र भाग पर बैठें और दोनों पैरों के बीच कंधे की चौड़ाई जितनी दूरी हो। अब सांस भर कर अपने बाएं बाजू को धीरे–धीरे ऊपर की ओर उठाएं और दाएं हाथ को दोनों पैरों के बीच में जमीन को स्पर्श करते हुए 5 तक की गिनती तक इस मुद्रा में रुकें और अपनी गर्दन और आंखें भी ऊपर की ओर उठाएं, फिर धीरे–धीरे अपने हाथ को नीचे लाएं, इसी प्रकार से यह क्रिया दूसरी ओर से भी करें। यह क्रिया दोनों ओर कम से कम 10–10 बार करें।

लाभ

इन दोनों क्रियाओं से हमारी कमर संबंधित सभी रोग दूर हो जाते हैं इससे हमारी कमर सुडोल और पतली हो जाती है और कमर से चर्बी कम हो जाती है।

विशेष

इन क्रियाओं को करने के लिए आपने कम से कम 3 घंटे पहले भोजन किया हो।

पेट कम करने की क्रिया

इस क्रिया में कुर्सी पर बैठकर अपने दोनों हाथों को कुर्सी की मुट्ठी पर रख दें और फिर नाक के दोनों छिद्रों से सांस भरकर धीरे–धीरे अजगर की भांति पेट फुलाएं और फिर अपनी

क्षमतानुसार इस अवस्था में रुकें, फिर धीरे-धीरे श्वास छोड़ते हुए अपने पेट को पिचकाएं और प्रयास करें कि आपका पेट आपकी पीठ से लग जाए। इस क्रिया को समयानुसार बार-बार करें।

लाभ

इन क्रियाओं के द्वारा आप अपने पेट को कम कर सकते हैं। इन क्रियाओं से आपके मन, तन और श्वास में समानता बन जाती है। यह क्रियाएं आपके पेट की मांसपेशियों, पेनक्रियाज ग्लेंड और पेल्विक रीजन को मजबूत बनाती हैं।

विशेष

हृदय रोगी, अल्सर और उच्च रक्तचाप वाले रोगी इनका अभ्यास न करें। भोजन करने के 3 घंटे बाद इन क्रियाओं का अभ्यास करें।

पीठ विकासक क्रियाएं

सबसे पहले आप किसी दीवार के साथ अपने दोनों हाथों को लगाकर ज्यादा से ज्यादा दीवार से सट जाएं, जिससे आपकी छाती दीवार से लग जाए और आपके दोनों हाथ आपके कंधों की सीध में दीवार पर लगे हों इसके पश्चात् कमर, गर्दन बिल्कुल सीधी रखते हुए आप पीछे से अपने दाएं पैर को बिना घुटने से मोड़े 30-45 डिग्री तक उठाएं और मन में 10 तक गिनती करें, फिर यह क्रिया अपने दूसरे पैर से भी उसी प्रकार दोहराएं। इस क्रिया में श्वास बिल्कुल सामान्य होगा। इस क्रिया को दोनों पैरों से कम से कम 10-10 बार करें।

पीठ विकासक की दूसरी क्रिया

कुर्सी पर सामान्य अवस्था में बैठ जाएं। ध्यान रहे आपके घुटने और पैर एक साथ हों। इसके बाद अपने दाएं हाथ से कुर्सी के आगे के किनारे वाले भाग को पकड़ लें और फिर बाईं ओर अपनी बॉडी को ट्विस्ट करते हुए अपने कंधे के ऊपर से पीछे की ओर देखें और बाएं हाथ से कुर्सी के दाएं ओर का किनारा पकड़ लें। 5 गिनने तक इस अवस्था में रुकें और दूसरी ओर से भी यह क्रिया करें।

लाभ

इन क्रियाओं का सीधा प्रभाव हमारे मेरुदंड पर पड़ता है, जिससे हमारी कमर पतली और मेरुदंड लचीला बनाता है। इन क्रियाओं से बुढ़ापा देर से आता है। इन क्रियाओं से पुरुष, महिलाएं, बाल, वृद्ध सभी निरोग रह सकते हैं। ❐

हॉट योगा

समय के चलते योग आसनों में भी कई परिवर्तन आएं है। देश, काल एवं परिस्थितियों को देखते हुए नए-नए योग गुरुओं ने पुराने आसनों के आधार पर उसमें कुछ नया जोड़ा है, जिसे उन्होंने नए नाम भी दिए हैं। उन्ही में से एक नाम है 'हॉट योगा', जिसे वह अधिक व्यावहारिक और प्रभावशाली बताते हैं। इसे कैसे किया जाता है तथा क्या है इसकी विशेषता ? आइये जानते हैं।

हाईटेक योगाचार्य विक्रम चौधरी द्वारा डेवलप 'विक्रम हॉट योगा' प्राचीन योग का ही एक एक्स्ट्रीम फॉर्म है। देसी योगा का यह मॉडर्न रूप भारत में भी खूब प्रचलित हो चला है, जो कई सेलिब्रिटीज को अपने मोहपाश में बांध चुका है।

विक्रम की शैली का यह हॉट योगा ग्लैमर से भरा, लेकिन मुश्किल है, क्योंकि 90 मिनट के इसके सत्र में शामिल हैं 26 जटिल आसन और दो प्राणायाम- यह सब एक ऐसे रूम में होता है, जहां का तापमान 40 डिग्री सेंटीग्रेड या उससे ऊपर सेट हो और आर्द्रता 50 प्रतिशत के आस-पास हो। आसनों को करते वक्त या करने के बाद इस हॉट टेम्प्रेचर के कारण ही इसे हॉट योगा कहा जाने लगा होगा।

अब हॉट योगा का प्रचलन बहुत से योगा सेंटरों में मिल सकता है बस फर्क यह है कि वहां विक्रम हॉट योगा नहीं होगा, लेकिन हाई टेम्प्रेचर में योगा जरूर होगा। हम तो योग की किताबों में पढ़ते और शिक्षकों से सुनते आएं हैं कि योग किसी खुले हवादार स्थान पर करना चाहिए लेकिन ये हॉट योगा तो बहुत ही पसीना बहाऊ तरीका है।

जिमखाने में जरूर पसीना बहाया जाता है या कहिए कि मेहनत ही इतनी हो जाती है कि पसीना बह ही जाता है। लोगों की मानसिकता भी कुछ ऐसी हो चली है कि जब तक पसीना नहीं बहे समझो किसी भी प्रकार की एक्सरसाइज ही नहीं हुई। यही सब सोचते हुए कुछ योग गुरूओं ने 'पसीना बहाऊ योग' का आविष्कार कर लिया अन्यथा तो योग करने से पसीना कम ही छूटता है। हॉट योग सत्र में चिकित्सक 26 आसन की एक श्रृंखला का पालन करते हैं। इस योगा को करते समय रूम का टेम्प्रेचर 30 से 40 डिग्री सेंटीग्रेड तक सेट किया जाता है। इसमें ह्यूमेडिटी 40 प्रतिशत के आस-पास होती है। हॉट योगा 90 मिनट तक चलता है, जिसमें 26 कठिन आसन और दो प्राणायाम किए जाते हैं। हॉट योगा के गुरुओं का दावा है कि यह बॉडी पर काफी जल्दी असर करता है और इसे करने के बाद काफी एनर्जी मिलती है। हॉट योगा में दो दर्जन से ज्यादा योगा पॉश्चर हैं, लेकिन इसमें अपने पसंदीदा किसी भी पॉश्चर को शामिल किया जा सकता है। योग विशेषज्ञों का कहना है कि हॉट योगा के बहुत फायदे हैं, लेकिन इसे करने से पहले ट्रेनिंग लेना जरूरी होता है।

हॉट योगा क्या है?

हॉट योगा गर्म कमरे में किया जाने वाला आधुनिक योग है, जिसके परिणामस्वरूप पसीना बहता है। हॉट योगा को व्यक्ति गर्म कमरे में करता है, जिसका तापमान 37 डिग्री से 40 डिग्री के बीच होता है। आप इस स्थिति में बिना हवा के एक उष्णकटिबंधीय द्वीप की कल्पना कर सकते हैं। हॉट योगा मूवमेंट के साथ माइंडफुल ब्रीदिंग का एकीकरण है, जो न केवल हमारी शारीरिक बल्कि मनोवैज्ञानिक कल्याण के लिए शक्ति, लचीलापन, सहनशक्ति, संतुलन और पोषण का विकास करता है।

हॉट योगा करने का स्थान और अवधि

हॉट योग को करने के लिए कोई निश्चित स्यान या अवधि नहीं है कि लोग कितने गर्म कमरे में इस योग का अभ्यास करते हैं, लेकिन जो लोग कहते हैं कि उन्हें इसमें पसीना आता है। हॉट योगा या बिक्रम योग की एक कक्षा 90 मिनट की होती है। इस हॉट योगा में कई प्रकार के योग की शृंखला होती है। इस योग को उस कमरे में किया जाता है, जहाँ पर कमरे का तापमान 40 डिग्री होता है और वहाँ हवा की आद्रता 40 प्रतिशत होती है।

हॉट योग कैसे काम करता है?

हॉट योगा अन्य क्लासिक योग आसन से पूरी तरह विपरीत है। किसी भी क्लासिक योग आसन को करने के लिए पसीना बहाने की आवश्कता नहीं होती है, पर हॉट योगा को करने

के लिए आपको पसीना बहाना पड़ता है। इस योग को करने से आपके दिल की धड़कन बढ़ जाती है जिसके कारण बीच में आपको ब्रेक लेना चाहिए। हॉट योगा प्रैक्टिस करने वालों को एंडोर्फिन की लत लग जाती है, जिसके कारण वे अपने शरीर को आगे बढ़ाने की कोशिश करते हैं। एंडोर्फिन हार्मोन एनर्जी लेवल को बढ़ाता है और मूड को अच्छा बनाता है।

गर्म कमरे में व्यायाम करने से दिल मजबूत होता है, नसों को साफ करता है, शरीर से अशुद्धियों को साफ करता है, और प्रतिरक्षा प्रणाली को बढ़ाता है।

हॉट योगा करने की विधि

वैसे तो इस योगासन को किसी योग्य प्रशिक्षक से प्रशिक्षण लेकर ही करना चाहिए, लेकिन अगर आप इसे घर पर करना चाहें तो थोड़ा सावधानी से करें।

यदि आप घर में ही हॉट योगा या बिक्रम योगा करना चाहते हैं तो आपको बहुत बड़े रूम की जरूरत नहीं। आप छोटे से कमरे में चटाई बिछाकर और कमरे का टैम्परेचर लगभग 40 डिग्री सेल्सियस तक कर लें। आपका कमरा ऐसा हो, जिसमें हवा आने की गुंजाईश ना हो लेकिन आपको सफोकेशन भी ना हो। हॉट योगा करने से पहले पानी का अधिक सेवन करें। हॉट योगा की शुरूआत नॉर्मल योगासन से करें, इसके बाद शरीर पर प्रेशर देते हुए सूर्य नमस्कार करें फिर स्ट्रेच वाले आसन जैसे कोणासन, भुजंगासन आदि का अभ्यास कर सकते हैं। क्योंकि यह आसन इतने टैम्परेचर पर किया जाता है इसलिए इसे करने के पूर्व योग प्रशिक्षक से परामर्श लेकर ही करें ध्यान् रखें, जब आप इस योग को समाप्त कर कमरे से बाहर आएं, तब ऐसी जगह बैठे जहां ना बहुत ठंडा हो और ना ही बहुत गर्म अर्थात् सामान्य तापमान वाले कमरे में बैठ जायें और शरीर का तापमान सामान्य करके ही कमरे से बाहर निकलें।

हॉट योगा के लाभ

त्वचा को फायदा पहुंचाता है

हॉट योगा करते समय जब आप थक जाते हैं तो पसीना निकलना शुरू होता है, जिससे आपकी बॉडी के काफी विषैले तत्त्व पसीने के माध्यम से बाहर निकल जाते हैं। यह त्वचा के छिद्रों में जमे मैल निकाल देता है और त्वचा को साफ़ करता है। इससे आपकी त्वचा साफ रहने के साथ-साथ अन्य संक्रमणों से भी दूर रहती है। हॉट योगा करने से दाद की समस्या भी ख़त्म होती है।

गठिया के मरीजों के लिए फायदेमंद

गठिया के मरीजों के लिए हॉट योगा सबसे फ़ायदेमंद होता है। यह गठिया के रोग से राहत दिलाता है। गठिया की समस्या को पूरी तरह से दूर करने के लिए हॉट योगा के दो से तीन सत्र करने चाहिए। हॉट योगा गठिया के रोग का स्थायी ट्रीटमेंट है।

ब्लड शुगर कंट्रोल करता है

रोज़ाना हॉट योग करने से आपकी बॉडी में शुगर लेवल सामान्य रहता है, तथा यह आपकी बॉडी में ब्लड शुगर को बढ़ने से रोकता है।

तनाव कम करता है

अगर आपको किसी प्रकार का कोई तनाव है तो आपको हॉट योग करना चाहिए। साथ ही हॉट योग करने से आपका स्ट्रेस लेवल कम होता है और आप अपने दिमाग को शांत कर पाते हैं। आपको अपना स्ट्रेस दूर करने के लिए हॉट योगा का पूरा एक सत्र करना चाहिए।

थायराइड को नियंत्रित रखता है

हॉट योगा में जो अलग-अलग प्रकार के आसन करते हैं उससे आपको थायराइड में काफी फायदा होता है, रोज हॉट योग करने से आपका थायराइड नियंत्रित रहता है।

वजन कम करें

हॉट योगा वेट लॉस के लिए एक बहुत ही अच्छा ऑप्शन है,हॉट योगा में किये जाने वाले आसन आपकी बॉडी को एक परफेक्ट शेप देते हैं। यह आपकी बॉडी को थका देते हैं और हर तरह से फ्लेक्सिबल बना देते हैं, जिससे की आप आसानी से अपना वजन कम कर पाते हैं।

हॉट योगा की एक 90 मिनट की क्लास में सभी योग श्रृंखला को करने पर यह योग 500 कैलोरी तक बर्न कर सकता है। अपने शरीर से अतिरिक्त चर्बी को कम करने के लिए आप हॉट योगा का प्रयोग कर सकते हैं।

हॉट योगा के लाभ लचीलेपन में

अपने शरीर को लचीला बनाने के लिए हॉट योगा अच्छा माना जाता है। हॉट योगा को करने में धनुरासन, त्रिकोणासन और उष्ट्रासन जैसे योग को करना होता है, जो कि आपके शरीर को स्ट्रेच करते हैं और आपके शरीर में लचीलेपन को बढ़ाते हैं। इससे आपको चोट लगने का खतरा कम हो जाता है।

सेक्स लाइफ बेहतर करें

हॉट योगा के जरिए आप अनेक बीमारियों से भी बच सकते हैं। इसके अलावा अगर आप शारीरिक और मानसिक रूप से फिट रहकर अपनी सेक्सुअल लाइफ हेल्दी और संतोष जनक बनाना चाहते हैं तो इसका अभ्यास जरूर करें। माना जाता है कि इस योग के द्वारा व्यक्ति स्वयं के शरीर की वास्तविक स्थिति से परिचित होता है तथा बेडोल शरीर को फिट करने के लिए यह योगा बहुत ही कारगर साबित होता है।

अन्य लाभ

- हॉट योगा आपकी सहनशक्ति को बढ़ाता है।
- यह योग आपके संतुलन बनाने की क्षमता में विकास करता है।
- यह योग सांस लेने की क्षमता में विकास करता है, जिससे आपके शरीर में अधिक मात्रा में ऑक्सीजन पहुंचती हैं। हॉट योगा आपके शरीर से अशुद्धि को बाहर निकालता है।
- इसके अभ्यास से आपका शारीर काफी लचीला और संतुलित रहता है।
- साथ ही, मन, मस्तिष्क के लिए भी बहुत फायदेमंद होता है और इससे व्यक्ति तनाव मुक्त रहकर अपने आत्मविश्वास में भी वृद्धि कर सकता है।
- हॉट योगा करने से आपको हार्ट संबंधित समस्याओं में काफी फायदा मिलता है।
- वैसे तो हॉट योगा के बहुत फायदे हैं, लेकिन इसे करने से पहले इसके लिए योग्य शिक्षक द्वारा प्रशिक्षण लेना बहुत जरूरी है, क्योंकि यह सामान्य आसनों की अपेक्षा थोड़ा अलग है।

शोध

सैन फ्रांसिस्को में मेडिकल सेंटर के शोधकर्ताओं और सैन फ्रांसिस्को में अल्लियंट इंटरनेशनल यूनिवर्सिटी के एक नए अध्ययन से यह दावा किया गया है कि हॉट योगा अवसाद तनाव और चिंता जैसी नकारात्मक भावनाओं को कम करने में मदद करता है।

शोध जो जर्नल ऑफ़ कंसल्टिंग और क्लिनिकल साइकोलॉजी में प्रकाशित हुआ। शोधकर्ताओं ने 52 महिलाओं को अवसाद और अस्वास्थ्यकर खाने की आदतों के साथ भर्ती किया और उनसे लगभग आधे से आठ हफ्तों के लिए सप्ताह में दो बार हॉट योगा कक्षाओं में भाग लेने के लिए कहा। शेष प्रतिभागियों ने कोई योग नहीं किया।

- अध्ययन अवधि के अंत में शोधकर्ताओं ने पाया कि जो महिलाएं गर्म योग का अभ्यास करती हैं उनके औसत तनाव के स्तर और भावनात्मक भोजन के उदाहरण लगभग तीन गुना ज्यादा थे, उन महिलाओं के मुकाबले जो योग नहीं करती।

- बोस्टन में मैसाचुसेट्स जनरल अस्पताल के शोधकर्ताओं द्वारा किए गए एक समान्य अध्ययन में पाया गया कि हताशा से लेकर मध्यम के लक्षणों वाले 29 प्रतिभागियों ने आठ हफ्ते तक हर सप्ताह गर्म योग कक्षाएं लेने के बाद उनकी स्थिति में महत्त्वपूर्ण सुधार दिखाया।

हॉट योगा करते समय सावधानी बरतें

हॉट योगा हर किसी के लिए नहीं है। कसरत की तीव्रता और गर्म तापमान में गर्मी से संबंधित बीमारी होने की संभावना होती है। हॉट योगा हमेशा एक प्रशिक्षक के निगरानी में करें। आपके प्रशिक्षक ऐसे होने चाहिए जिन्हें कुछ सालों का अनुभव हो। साथ ही निम्न सावधानी बरतें-

- गर्भवती महिलाएं को हॉट योगा नहीं करना चाहिए।

- मधुमेह के रोगियों को हॉट योगा करने से बचना चाहिए।

- यदि आप हृदय योग से परेशान हैं तो आपको हॉट योगा नहीं करना चाहिए।

- हॉट योगा क्लास लेते समय, अपने शरीर की भावना पर ध्यान देना भी महत्त्वपूर्ण है।

  किसी भी बीमारी से ग्रस्त व्यक्तियों को हॉट योगा को करने से पहले डॉक्टर से सलाह लेना आवश्यक है।

- यदि आपको कोई स्वास्थ्य संबंधी चिंता नहीं है और आप एक हॉट योगा क्लास ट्राई करना चाहते हैं, तो अपने हॉट योगा वर्कआउट से पहले, हॉट योगा के दौरान और हॉट योगा के बाद में खूब सारा पानी पीना सुनिश्चित करें। अगर आपको चक्कर आ रहा है, किसी भी तरह से हल्का या बीमारी महसूस हो रही हो तो हॉट योगा करना बंद कर दें।

- हॉट योगा करने से पहले और बाद में पानी जरूर पिएं।

- खाली पेट इसे कभी ना करें। आप एक केले का टुकड़ा ले सकते हैं।

- हॉट योगा के दौरा न आपका अधिक पसीना निकल सकता है, जिससे आपको पानी की कमी हो सकती है, इससे बचने के लिए अधिक से अधिक पानी पियें।

- हॉट योगा व्यक्ति के लिए हानिकारक नहीं होता है, पर यदि इस दौरान कोई व्यक्ति सिर दर्द, मितली या चक्कर आदि महसूस करता है तो उनको कमरे से बाहर आ जाना चाहिए।

❒

पावर योगा

समय के चलते योग आसनों में भी कई परिवर्तन आए हैं। देश, काल एवं परिस्थितियों को देखते हुए नए-नए योग गुरुओं ने पुराने आसनों के आधार पर उसमें कुछ नया जोड़ा है, जिसे उन्होंने नए नाम भी दिए हैं। उन्ही में से एक है ' पावर योगा ', जिसे वह अधिक व्यावहारिक और प्रभावशाली बताते हैं। इसे कैसे किया जाता है तथा क्या हैं इसकी विशेषताएं ? आइये जानते हैं।

पश्चिमी देशों से 1990 में योग का विकसित प्रकार भारत आया, जिसे पावर योगा कहा गया। यह एक पश्चिमी अवधारणा है, जो अष्टांग योग पर निर्भर करती है। इसे 'जिम योगा' के नाम से भी जाना जाता है। इसे सूर्य नमस्कार के 12 आसनों और कुछ अन्य आसनों को मिलाकर बनाया गया है। पावर योगा एक तरह का योग ही है, इस योगा को 45 मिनट में किया जा सकता है और इसे सप्ताह में दो या तीन दिन ही किया जाता है। पावर योगा में सभी क्रियाएं बहुत तेजी से और बिना रुके की जाती हैं। इसे करने में अत्यधिक ऊर्जा की आवश्यकता होती है। जिससे शरीर की कैलोरी बर्न होती है और खूब सारा पसीना आता है। यह योगा का एथलेटिक स्टाइल है, जिसमें सांसों की गति और अध्यात्म से ज्यादा शक्ति और लचीलेपन पर जोर रहता है। पावर योगा के मोहपाश में पहले बॉलीवुड और स्पोर्ट्स की जानी-मानी हस्तियां बंधी और अब जिमखानों में इसका प्रचलन बढ़ने लगा है। पावर योगा की खासियत यह है की इसे रोज करने की जरूरत नहीं होती है। इसलिए यदि आप फिट रहना चाहते हैं तो आपको महंगे जिम में पैसा बहाने की जरूरत नहीं है और ना ही सुबह-सुबह पार्क

के चक्कर काटने की जरूरत है, इसलिए यदि आप बिना पैसा बहाये अपना स्वास्थ्य बनाना चाहते हैं तो इधर-उधर वक्त बर्बाद करने की बजाय पावर योगा कीजिये।

कैसे हुई शुरुआत?

अमेरिका के दो योग टीचर्स बेरिल बेंडर बर्च और ब्रयान केस्ट ने एक योग मास्टर से अष्टांग योगा सीख कर अष्टांग योग पर ही आधारित पावर योगा की शुरुआत 1990 के मध्य में की थी। अष्टांग में ही कुछ परिवर्तन कर और कुछ टेक्निक्स जोड़कर पॉवर योगा बनाया गया। यह योगा का एथलेटिक स्टाइल है, जिसमें श्वास और अध्यात्म से ज्यादा स्ट्रेंथ और फ्लेक्सिबिलिटी पर जोर दिया जाता है। मुद्राओं की कोई निर्धारित श्रेणी नहीं होने के कारण अलग-अलग योगा टीचर के अनुसार अलग-अलग योगा स्टाइल हो सकती है। यह आपकी सहनशक्ति, सहनशीलता, शक्ति और स्थिरता को बढ़ाता है। पावर योगा आपको शारीरिक और मानसिक रूप से फिट रखता है। साथ ही यह आपको अपने आध्यात्मिक पक्ष से अवगत कराता है।

कैसे करें पावर योगा?

पावर योगा में पोज एक-एक करके बिना किसी अंतराल के एक गति से किया जाता है, जो आपकी ताकत को चुनौती देता है। यह तेजी से किया जाने वाला योग अभ्यास है और आपके हृदय गति को तेज करता है। पावर योगा में प्रत्येक व्यक्ति की बॉडी के अनुसार विभिन्न तरह की एक्सरसाइज का इस्तेमाल किया जाता है। जैसा बॉडी शेप होगा वैसा योगा फॉर्मेट होगा। पॉवर योगा टीचर आपकी बॉडी अनुसार ही आपको एक्सरसाइज के टिप्स बताते हैं। आमतौर पर चार तरह के बॉडी शेप माने जाते हैं:- एप्पल शेप, पियर शेप, नॉर्मल और ट्यूब शेप जिसे जीरो फिगर भी कहा जाता है। प्रत्येक शेप के लिए अलग-अलग योगा एक्सरसाइज बताई जाती है। योग टीचर इसमें फिटनेस, स्ट्रेंथ, सेल्फ कंट्रोल और कन्संट्रेशन के लिए डायनेमिक फॉर्म और रिदम् के साथ पॉवर योगा सिखाते रहे हैं। वजन घटाने व फिगर मेंटेन करने के लिए लड़कियां जहां पावर योगा सीख रही हैं, वहीं युवा लड़के भी फिटनेस, स्ट्रेंथ, सेल्फ कंट्रोल और कन्संट्रेशन के लिए इस योग का सहारा ले रहे हैं।

पावर योगा के लाभ

पावर योगा करने के दो फायदे हैं- पहला यह कि इससे कई स्वास्थ्य लाभ होते हैं और दूसरा यह कि इसे करने के लिए सिर्फ 45 मिनट का समय चाहिए। आजकल की ख़राब लाइफस्टाइल की वजह से वयस्कों को ही नहीं बल्कि हमारी युवा पीढ़ी को भी

ढेर सारी बीमारी कम उम्र में ही हो जाती है। ऐसे में पावर योगा से बेहतर कोई ऑपशन नहीं है। आप किसी भी वक्त अपने शेड्यूल के हिसाब से इसे आजमा सकते हैं। शर्त बस इतनी है कि खाली पेट या फिर खाना खाने के तीन घंटे बाद ही इसका अभ्यास करें। साधारण योगा में जहां आसन और सांस की प्रक्रिया में जोर दिया जाता है, वहीं पावर योगा वर्कआउट की तरह है।

मोटापा कम होता है

पावर योगा से मसल्स बनाने से लेकर अन्य कई लाभ हैं। साधारण योगा में जहां आसन और सांस की प्रक्रिया में जोर दिया जाता है वहीं पावर योगा वर्कआउट की तरह है। जिसमें विभिन्न पोज और एक्सारसाइज होते हैं। पावर योगा में तेज गति से की जाने वाली क्रियाओं में अधिक कैलोरी बर्न होती है। यह एक परफेक्ट फिगर भी देता है, यह शरीर पर जमी अतिरिक्त चर्बी को कम करता है, जिससे आसानी से मोटापा कम हो जाता है, सप्ताह में कम से कम 3 से 5 बार पावर योगा का अभ्यास करें ।

रोगों से बचाता है

इस योगा के करने से रक्त संचार और शरीर की रोग-प्रतिरोधक क्षमता बढ़ती है। जिससे अनेक बीमारियां जैसे- अस्थमा, आर्थराइटिस, डिप्रेशन, डायबिटीज, हाइपरटेंशन आदि बीमारियां समाप्त होती हैं।

तनाव कम करता है

कंपटीशन के दौर में घरेलू या ऑफिस की वजह से हर कोई तनाव में रहता है। पावर योगा करने से तनाव कम होता है और इसमें शरीर से अधिक पसीना निकलता है, जो विषाक्त तत्त्वों को बाहर निकाल देता है यह एकाग्रता और सेल्फ कंट्रोल बढ़ाने में भी मददगार होता है।

शरीर को फिट रखता है

पावर योगा शरीर को फिट रखने का एक आसान तरीका है। यह योगा 16 से 30 साल के युवाओं के लिए अच्छा होता है। इस योगा में संयम और ध्यान में जोर नहीं दिया जाता है, जो कि पारंपरिक योगा का मूल मंत्र है।

मन को रखता स्वस्थ

पावर योगा करने से तन के साथ-साथ मन भी स्वस्थ रहता है यह सहनशीलता को बढ़ाता है तथा इससे मन मस्तिष्क की शक्ति में भी वृद्धि होती है।

सावधानी

- इस पावर योगा को किसी योगा एक्सपर्ट की देखरेख में ही करें।
- सप्ताह में कम से कम तीन बार पॉवर योगा जरूर करें।
- अपनी मेडिकल हिस्ट्री की जानकारी अपने योगा टीचर को दें।
- इसे करते वक्त कंफर्टेबल रहें और अपनी क्षमता के अनुसार ही करें।
- दिल के रोगियों, लो-ब्लड प्रेशर और प्रेग्नेंट औरतों को यह योगा नहीं करना चाहिए। इसका कारण यह है कि इसमें अधिक शारीरिक श्रम किया जाता है, जिससे इन लोगों को परेशानी हो सकती है।

❐

मिटाए हर विकार-सूर्य नमस्कार

यूँ तो योग में सैंकड़ों आसन हैं। हर आसन का अपना एक विशेष महत्व है परन्तु उसमें भी सूर्य नमस्कार का विशेष स्थान है। यदि इसे कोई अपनी दिनचर्या में नियमित रूप से शामिल कर ले तो फिर उसे किसी और आसन को करने की आवश्यकता नहीं रह जाती। यह अपने आप में एक पूर्ण योगासन है। इसे कैसे किया जाता है तथा क्या हैं इसके लाभ? आइये जानते हैं।

सूर्य नमस्कार अपने आप में स्वतन्त्र एवं पूर्ण व्यायाम है। इसमें बारह क्रियायें होती हैं। इसे बारह आसनों का समुदाय कह सकते हैं। बारह आसनों के लिए बारह ही मन्त्र भी हैं। प्रत्येक क्रिया अथवा आसन के साथ एक-एक मन्त्र का मन ही मन उच्चारण करते जायें। सूर्य नमस्कार एक महत्त्वपूर्ण एवं सरल आसन है। इसे बच्चे, बूढ़े, स्त्री, पुरुष, निर्बल, स्वस्थ, योगी, भोगी सभी कर सकते हैं।

इसे आरम्भ करते समय पहले दिन केवल पहली तीन क्रियाओं का अभ्यास ही करना चाहिए। इन्हीं तीन क्रियाओं को आप तीन-चार बार दोहरा सकते हैं। इसके बाद प्रतिदिन एक-एक क्रिया का अभ्यास बढ़ाते जायें। इस प्रकार लगभग दस दिन में पूरी क्रियाओं का अभ्यास पूरा करें। जब बारह क्रियाओं का अभ्यास हो जाए तो आरम्भ में पूरी बारह क्रियाओं को एक सूर्य नमस्कार आसन मानकर दो-तीन बार दोहराएं। धीरे-धीरे एक-एक नमस्कार बढ़ाकर नौ तक बढ़ा सकते हैं।

सूर्य नमस्कार को नौ बार करने पर 108 दानों की एक माला पूरी हो जाती है। एक

माला में एक सौ आठ मनके होते हैं। नौ सूर्य नमस्कारों में भी एक सौ आठ क्रियाएं पूरी हो जाती हैं। साथ ही, एक सौ आठ बार ही मन्त्रों का जप भी हो जाता है। मन्त्र एवं उनका क्रम इस प्रकार है-

1. **ॐ मित्राय नमः।**

   अर्थ- हे विश्व के मित्र सूर्य! तुम्हें नमस्कार है।

2. **ॐ रवये नमः।**

   अर्थ- हे संसार में हलचल करने वाले, रौशनी के प्रदाता सूर्य! तुम्हें नमस्कार है।

3. **ॐ सूर्याय नमः।**

   अर्थ- हे जगत को जीवन देने वाले सूर्य! तुम्हें नमस्कार है।

4. **ॐ भानवे नमः।**

   अर्थ- हे प्रकाशपुंज सूर्य! तुम्हें नमस्कार है।

5. **ॐ खगाय नमः।**

   अर्थ- हे आकाश में गति करने वाले देव! तुम्हें नमस्कार है।

6. **ॐ पूष्णे नमः।**

   अर्थ- हे जगत के पोषक! तुम्हें नमस्कार है।

7. **ॐ हिरण्यगर्भाय नमः।**

   अर्थ- हे ज्योतिर्मय! तुम्हें नमस्कार है।

8. **ॐ मरीचये नमः।**

   अर्थ- हे किरणों के स्वामी! तुम्हें नमस्कार है।

9. **ॐ आदित्याय नमः।**

   अर्थ- हे जगत के रक्षक! तुम्हें नमस्कार है।

10. **ॐ सवित्रे नमः।**

अर्थ– हे विश्व को उत्पन्न करने वाले! तुम्हें नमस्कार है।

11. **ऊँ अर्काय नमः।**

अर्थ– हे पवित्रता के शोधक! तुम्हें नमस्कार है।

12. **ऊँ भास्कराय नमः।**

अर्थ– हे प्रकाश करने वाले! तुम्हें नमस्कार है।

विशेषता

सूर्य नमस्कार भी अन्य आसनों की तरह आराम से धीरे–धीरे करना चाहिए। किसी भी हालत में जल्दबाजी न करें। झटका आदि न दें। सूर्य नमस्कार करने से पहले या बाद में कोई अन्य आसन करने की आवश्यकता नहीं है। न ही पहले या बाद में सैर करने अथवा दौड़ लगाने की आवश्यकता है। सूर्य नमस्कार के आगे–पीछे आसन करने, सैर करने अथवा दौड़ लगाने से लाभ की अपेक्षा हानि होने की अधिक संभावना है। आसनों की भांति सूर्य नमस्कार करने से पूर्व षट्–कर्म की एक या दो क्रियाएं कर सकते हैं। बाद में प्राणायाम कर सकते हैं। सूर्य नमस्कार यथासम्भव निकलते हुए सूर्य के सामने मुंह करके करना चाहिए।

वर्जनाएं

रक्तचाप, हृदय–रोग एवं बुखार की स्थिति में सूर्य नमस्कार नहीं करना चाहिए।

पहली क्रिया

दरी या कम्बल पर सूर्य की ओर मुंह करके खड़े हो जाइए। दोनों टांगों के घुटने, एड़ी तथा पन्जे परस्पर मिलाइये। कमर, पीठ, गर्दन, मेरुदण्ड एवं सिर सीधे रखिये। दोनों भुजाओं को कोहनियों से मोड़िये एवं दोनों हाथों को नमस्कार की मुद्रा में जोड़कर मन ही मन **ऊँ मित्राय नमः**, मन्त्र का जाप करते हुए सूर्य को नमस्कार कीजिए।

दूसरी क्रिया

पूरक करते हुए दोनों हाथों को ऊपर की ओर उठाइये। आन्तरिक कुम्भक लगाइए। कमर, पीठ, गर्दन, सिर एवं बांहों को नीचे की ओर झुकाइए। टांगों सहित सारे शरीर को यथासम्भव तानिए। दूसरी क्रिया की यह पूर्ण स्थिति है। मन ही मन में **ऊँ रवये नमः**, मन्त्र का जाप करते हुए सूर्य को नमस्कार कीजिए।

तीसरी क्रिया

अब रेचक करते हुए सामने की ओर झुकिए। दोनों हाथों की हथेलियां धीरे-धीरे दोनों पैरों के दांयें-बांयें भूमि पर टिकाइए। दोनों पैरों एवं हांथों की उंगलियों को एक सीध में रखिए। दोनों टांगें सीधी रखिए, घुटने में खम नहीं आना चाहिए। सिर को धीरे-धीरे घुटनों के साथ लगाइए। तीसरी क्रिया की यह पूर्ण स्थिति है। मन ही मन **ऊँ सूर्याय नमः**, मन्त्र का जाप करते हुए सूर्य को नमस्कार कीजिये।

चौथी क्रिया

दोनों हथेलियों को तीसरी क्रिया के अनुसार भूमि पर जमाये रखिये। पूरक कीजिए। बांईं टांग को यथासम्भव पीछे की ओर पसारिए। दांयें घुटनों को मोड़कर पांवों के बल पर बैठिए। छाती को बाहर की ओर तानिए। गर्दन को पीछे की ओर झुकाइए। चौथी क्रिया की यह पूर्ण स्थिति है। मन ही मन **ऊँ भानवे नमः**, मन्त्र का जाप करते हुए सूर्य को नमस्कार कीजिए।

पांचवीं क्रिया

दोनों हथेलियों को भूमि पर जमाये हुए दोनों भुजदण्डों को सीधा कर दीजिए। रेचक करते हुए बांईं टांग को पीछे की ओर पसार दीजिये। अब दोनों टांगें समानान्तर कीजिए। दोनों पन्जे, दोनों एड़ियां एवं दोनों घुटने परस्पर मिले रहें। शरीर का सारा भार हथेलियों पर रहेगा। शरीर को पूरी तरह तानते हुए, मन ही मन **ऊँ खगाय नमः**, मन्त्र का जाप करते हुए सूर्य को नमस्कार कीजिए।

छठी क्रिया

बाह्य-कुम्भक लगाये हुए, हाथों एवं पन्जों को भूमि पर जमाये रखिए। अब, भुजदण्डों को कोहनियों से मोड़कर माथा, छाती एवं दोनों घुटने भी भूमि पर टिका दीजिए। साष्टांग-प्रणाम में आठ अंग (दो पन्जे, दो घुटने, एक छाती, दो हांथ एवं एक माथा) भूमि का स्पर्श करते हैं। अब मन ही मन **ऊँ पूष्णे नमः**, मन्त्र का जाप करते हुए सूर्य को नमस्कार कीजिए।

सातवीं क्रिया

हथेलियों को भूमि पर जमाये रहिए। पूरक करते हुए बांहों को सीधा खड़ा कीजिए। धड़ को नाभि तक ऊपर उठाइए। छाती को सामने की ओर तानिए। गर्दन पीछे की ओर ले जाइए। आसमान की ओर देखिए। टांगें पीछे की ओर पसार दीजिए। तलवे आसमान की ओर रहेंगे। भुजंगासन की स्थिति में आ जाइए। मन ही मन **ऊँ हिरण्यगर्भाय नमः**, मन्त्र का जाप करते हुए सूर्य नमस्कार कीजिए।

आठवीं क्रिया

हाथों को भूमि पर जमाये रहिए। रेचक करते हुए नितम्बों को ऊपर उठाइए। सिर को दोनों भुजाओं के बीच में रखिए। दोनों पैरों के पन्जे, तलवे एवं एड़ियां भूमि पर जमाइए। कमर को पीछे की ओर तानिए। पांवों के पन्जों से कमर तक दोनों टांगें परस्पर मिली हुई और सीधी रखिये। पेट को अन्दर की ओर चिपका कर बाह्य-कुम्भक लगाते हुए मन ही मन **ॐ मरीचये नमः**, मन्त्र का जाप करते हुए सूर्य को नमस्कार कीजिए।

नौवीं क्रिया

हांथों को भूमि पर जमाये रहिए। पूरक करते हुए बायीं टांग को घुटने से मोड़कर सामने की ओर लाइये। बाएं पांव को दोनों हाथों के बीच में भूमि पर जमा दीजिए। चौथी क्रिया की स्थिति में जाइए। चौथी क्रिया में बांयीं टांग पीछे की ओर पसारते हैं। इस नौवीं क्रिया में दांयीं टांग पीछे पसारते हैं। छाती तानिए एवं गर्दन को पीछे झुकाइए। सामने आसमान की ओर देखिए। मन ही मन **ॐ आदित्याय नमः**, मन्त्र का जप करते हुए सूर्य को नमस्कार कीजिए।

दसवीं क्रिया

दोनों हाथों को भूमि पर जमाए रहिए। दाएं पांव को भी बांयें पांव के बराबर में भूमि पर जमा दीजिए। रेचक करते हुए तीसरी क्रिया की स्थिति में आ जाइए, घुटनों पर सिर लगाइए। मन ही मन **ॐ सवित्रे नमः**, मन्त्र का जप करते हुए सूर्य को नमस्कार कीजिए।

ग्यारहवीं क्रिया

पूरक करते हुए सीधे खड़े हो जाइए। दोनों हाथ ऊपर उठाइए। आन्तरिक कुम्भक लगाइए। दूसरी क्रिया के अनुसार पीठ, गर्दन, सिर एवं बांहों को पीछे की ओर झुकाइए। टांगों सहित सारे शरीर को यथासम्भव तानिए। मन ही मन **ॐ अर्काय नमः**, मन्त्र का जप करते हुए सूर्य को नमस्कार कीजिए।

बारहवीं क्रिया

अब रेचक करते हुए सीधे खड़े हो जाइए। पहली क्रिया की स्थिति में दोनों हाथों को नमस्कार की मुद्रा में जोड़कर छाती पर रखिए। मन ही मन **ॐ भास्कराय नमः**, मन्त्र का जाप करते हुए सूर्य नमस्कार कीजिए। अब कुछ क्षण आराम कीजिए। पुनः दोहराएं।

लाभ

सूर्य नमस्कार की बारह क्रियाओं के अभ्यास से सारे शरीर का व्यायाम हो जाता है। शरीर के अंग लचीले, सुडौल एवं सशक्त हो जाते हैं। सूर्य नमस्कार से सारे आसनों के लाभ मिल जाते हैं। कब्ज समाप्त हो जाता है। दस्त ठीक होता है। पाचन शक्ति में वृद्धि होती है, भूख खूब लगती है। स्त्रियों का गर्भाशय सबल हो जाता है। प्रदर का रोग दूर हो जाता है। अति रजस्राव की बीमारी में आराम हो जाता है। कमर एवं कूल्हे सुडौल हो जाते हैं।

सूर्य मंत्र

ऊं घृणिः सूर्य आदित्योम्।
येन सूर्य ज्योतिषा बाधसे तमो जगच्च विश्वमुदियर्षि भानुना।
तेनास्मद्विश्वामनिरामनाहुतिम पामीवामप दुस्सवप्न्यं सुव।।

अर्थ- हे सूर्य देवता! आप अपनी जिस ज्योति से अन्धकार का निवारण और विश्व को प्रकाशित करते हैं, उसी ज्योति से हमारे पापों एवं क्लेशों का नाश करें तथा हमारी दरिद्रता को मिटायें। ❒

योग का अभिन्न अंग-प्राणायाम

प्राणायाम योग का एक अभिन्न अंग है इसके बिना योग व योगासनों की कल्पना भी नहीं की जा सकती। प्राणायाम के माध्यम से न केवल शरीर व मन शुद्ध होता है बल्कि कई रोग भी ठीक होते हैं। इसे करना बहुत आसान है। आप इसे कहीं भी, कभी भी कर सकते हैं, इसलिए यह सबसे लोकप्रिय भी है। क्या होता है प्राणायाम, क्या है इसको करने की सही विधि तथा क्या हैं इसके लाभ ? आइये जानते हैं।

प्राणायाम एक ऐसा व्यायाम है। जो खुली हवा में किया जाता है। प्राणायाम का मतलब है अपने सांस को कंट्रोल करने के साथ ही नियंत्रित करना, जिससे आपका तन और मन दोनों स्वस्थ रहते हैं।

प्राणायाम को लोग जितना जटिल समझते हैं उतना है नहीं। प्राचीनकाल की बातों पर गौर करें तो प्राणायाम सभी मर्ज की दवा होता है, लेकिन अगर उसे गलत ढंग से किया गया तो सभी मर्जों को दावत भी देता है। अगर कपालभाति की तरह प्राणायाम भी गलत तरीके से हो जाए तो उससे बीमारियां हो जाती हैं।

'प्राण' का अर्थ श्वास, श्वासोच्छ्वास, जीवन, चैतन्य, वायु, ऊर्जा या शक्ति है। 'आयाम' का अर्थ लम्बाई, विस्तार, कसाव या प्रतिरोध है। इस प्रकार प्राणायाम शब्द का अर्थ श्वासों की व्याप्ति-विस्तार एवं नियंत्रण है। श्वासों के सभी प्रकार के कार्य-संपादन पर यह नियंत्रण होता है।

जैसे-1. श्वसन, जिसे 'पूरक' (वायु से भरना) कहते हैं।

2. उच्छ्वसन, जिसे 'रेचक' (फुफ्फुस को वायु से रिक्त करना) कहते हैं।

3. श्वासों की रोकथाम जिसे 'कुम्भक' कहते हैं।

इस प्रकार प्राणायाम श्वास विज्ञान है। यह धुरी है, जिसके चारों ओर जीवन चक्र घूमता है।

जीवात्मा के शरीर में प्राण परमात्मा के जागतिक श्वास का अंश है। प्राणायाम के अभ्यास द्वारा व्यक्ति के श्वास (पिंड प्राण) को जागतिक श्वास (ब्रह्मांड प्राण) से समस्वरता में लाने का प्रयास किया जाता है। यह व्यष्टि को समष्टि में एवं समष्टि को व्यष्टि में आत्मसात् करने की साधना है।

प्राणायाम हेतु आसन विधि

जब भी आप प्राणायाम करें आपकी रीढ़ की हड्डी सीधी होनी चाहिए। इसके लिए आप किसी भी ध्यानात्मक आसन में बैठ जाएं। जैसे-सिद्धासन, पद्मासन, सुखासन आदि। यदि आप किसी भी आसन में नहीं बैठ सकते तो कुर्सी पर भी सीधे बैठकर प्राणायाम कर सकते हैं, परंतु रीढ़ की हड्डी को सदा सीधा रखें। आजकल लोग चलते फिरते या प्रातः भ्रमण के समय भी घूमते हुए नाड़ी शोधन आदि प्राणायामों को करते रहते हैं, यह सब अत्यधिक गलत प्रक्रिया है। इससे कभी भी तीव्र हानि हो सकती है। प्राणायाम करने से प्राण शक्ति का उत्थान होता है तथा मेरुदंड से जुड़े हुए चक्रों का जागरण होता है। अतः प्राणायाम में सीधा बैठना अति आवश्यक है। बैठकर प्राणायाम करने से ही मन का भी निग्रह होता है। प्राणायाम मात्र एक शारीरिक व्यायाम नहीं, अपितु एक सम्पूर्ण चिकित्सा विज्ञान, जीवन विज्ञान होने के साथ-साथ उच्चकोटि की आध्यात्मिक विद्या है, अतः प्राणायाम को गंभीरता से लेना चाहिए। तभी प्राणायाम का सम्पूर्ण लाभ मिलेगा। व्याधि विशेष से पीड़ित व्यक्ति जो चलने व उठने-बैठने में भी असमर्थ हैं अर्थात् बिस्तर पर पड़े लाचार व्यक्ति लेटे-लेटे भी प्राणायाम कर सकते हैं।

प्राणायाम की छः प्रक्रियाएं एवं उनके लाभ

1. भस्त्रिका प्राणायाम

किसी ध्यानात्मक आसन में सुविधानुसार बैठकर दोनों नासिकाओं से श्वास को पूरा अन्दर डायाफार्म तक भरना व बाहर भी पूरी शक्ति के साथ छोड़ना भस्त्रिका प्राणायाम कहलाता है। इस प्राणायाम को अपनी- अपनी सामर्थ्य के अनुसार तीन प्रकार से किया जा सकता है। मन्द गति से, मध्यम गति

से तथा तीव्र गति से। जिनके फेफड़े व हृदय कमजोर हों, उनको मन्द गति से रेचक व पूरक करते हुए यह प्राणायाम करना चाहिए। स्वस्थ व्यक्ति व पुराने अभ्यासी को धीरे-धीरे श्वास-प्रश्वास की गति बढ़ाते हुए मध्यम और फिर तीव्र गति से भस्त्रिका प्राणायाम करना चाहिए। इस प्राणायाम को सामान्यतया 3-5 मिनट तक करना चाहिए।

भस्त्रिका प्राणायाम में श्वास को अन्दर भरते हुए मन में विचार (संकल्प) करना चाहिए कि ब्रह्मांड में विद्यमान दिव्य शक्ति, ऊर्जा, पवित्रता, शान्ति व आनन्द आदि जो भी शुभ है, वह प्राण के साथ मेरे देह में प्रविष्ट हो रहा है। मैं दिव्य शक्तियों से ओत-प्रोत हो रहा हूं। इस प्रकार दिव्य संकल्प के साथ किया हुआ प्राणायाम विशेष लाभप्रद होता है।

लाभ

1. जिनको उच्च रक्तचाप व हृदय रोग हो उन्हें मन्द गति से ही भस्त्रिका करना चाहिए।

2. इस प्राणायाम को करते समय जब श्वास को अन्दर भरें तब पेट को नहीं फुलाना चाहिए। श्वास डायाफार्म तक भरें, इससे पेट नहीं फूलेगा, पसलियों तक छाती ही फूलेगी।

3. ग्रीष्म ऋतु में यह प्राणायाम अल्प मात्रा में करें।

4. कफ की अधिकता या साइनस(शिरानाल) आदि रोगों के कारण जिनके दोनों नासिका छिद्र ठीक से खुले हुए नहीं होते उन लोगों को पहले दाएं स्वर को बन्द करके बाएं से रेचक व पूरक करना चाहिए। फिर बाएं को बन्द करके दाएं से यथाशक्ति मन्द, मध्यम या तीव्र गति से रेचक व पूरक करना चाहिए। फिर अन्त में दोनों स्वरों इड़ा व पिंगला से रेचक व पूरक करते हुए भस्त्रिका प्राणायाम करें।

5. प्राणायाम की क्रियाओं को करते समय आंखों को बन्द रखें और मन में प्रत्येक श्वास-प्रश्वास के साथ ॐ का मानसिक रूप से चिन्तन व मनन करना चाहिए। इससे मन एकाग्र होगा।

6. सर्दी-जुकाम, एलर्जी, श्वास रोग, पुराना नजला, साइनस आदि समस्त कफ रोग दूर होते हैं, फेफड़े सबल बनते हैं तथा हृदय व मस्तिष्क को भी शुद्ध प्राण वायु मिलने से आरोग्य लाभ होता है।

7. थायराइड व टॉन्सिल आदि गले के समस्त रोग दूर होते हैं।

8. त्रिदोष सम होते हैं। रक्त परिशुद्ध होता है तथा शरीर के विषाक्त, विजातीय द्रव्यों का निष्कासन होता है।

9. प्राण व मन स्थिर होता है। प्राणोत्थान व कुंडलिनी जागरण में सहायक है।

2. कपालभाति प्राणायाम

कपाल अर्थात् मस्तिष्क और भाति का अर्थ होता है-दीप्ति, आभा, ओज, तेज, कान्ति, प्रकाश आदि। जिस प्राणायाम के करने से मस्तिष्क यानी माथे पर आभा, ओज व तेज बढ़ता हो वह प्राणायाम है-कपालभाति। इस प्राणायाम की विधि भस्त्रिका से थोड़ी अलग है। भस्त्रिका में रेचक व पूरक में समानरूप से श्वास-प्रश्वास पर दबाव डालते हैं, जबकि कपालभाति में मात्र रेचक अर्थात् श्वास को शक्ति पूर्वक बाहर छोड़ने में ही पूरा ध्यान दिया जाता है। श्वास को भरने के लिए प्रयत्न नहीं करते, अपितु सहज रूप से जितना श्वास अन्दर चला जाता है जाने देते हैं, पूरी एकाग्रता श्वास को बाहर छोड़ने में ही होती है। इस प्राणायाम को न्यूनतम 10 से 15 मिनट तक अवश्य ही करना चाहिए।

कपालभाति प्राणायाम करते समय मन में ऐसा विचार करना चाहिए कि जैसे ही मैं श्वास को बाहर छोड़ रहा हूं, इस प्रश्वास के साथ मेरे शरीर के समस्त रोग बाहर निकल रहे हैं, नष्ट हो रहे हैं। जिसको जो शारीरिक रोग हो उस दोष या विकार, काम, क्रोध, लोभ, मोह, ईर्ष्या, राग, द्वेष आदि को बाहर छोड़ने की भावना करते हुए रेचक करना चाहिए। इस प्रकार रोग नष्ट होने का विचार करें तथा जिसको जो भी मानसिक विकार हो उसके भी नष्ट होने का विचार श्वास छोड़ते वक्त करने से भी विशेष लाभ होता है।

पांच मिनट से प्रारम्भ करके पन्द्रह-बीस मिनट तक इस प्राणायाम का अभ्यास करना चाहिए। प्रारम्भ में कपालभाति प्राणायाम करते हुए जब-जब थकान अनुभव हो तब-तब बीच में विश्राम कर लें। एक से दो माह के अभ्यास के बाद इस प्राणायाम को पांच मिनट तक बिना-रुके किया जा सकता है। प्रारम्भ में पेट या कमर दर्द हो सकता है। वह धीरे-धीरे अपने आप मिट जायेगा। ग्रीष्म ऋतु में पित्त प्रकृति वाले करीब 2-3 मिनट से इसका अभ्यास प्रारम्भ करें।

लाभ

1. मस्तिष्क व मुखमंडल पर ओज, तेज, आभा व सौन्दर्य बढ़ता है।

2. समस्त कफ रोग, दमा, श्वास, एलर्जी, साइनस आदि रोग नष्ट हो जाते हैं।

3. हृदय, फेफड़ों एवं मस्तिष्क के समस्त रोग दूर होते हैं।

4. मोटापा, मधुमेह, गैस, कब्ज, अम्लपित्त, किडनी व प्रोटेट से सम्बन्धित सभी रोग निश्चित रूप से दूर होते हैं।

5. कब्ज जैसा खतरनाक रोग इस प्राणायाम के नियमित रूप से लगभग 10–15 मिनट तक प्रतिदिन करने से मिट जाता है। मधुमेह बिना औषधि के नियमित किया जा सकता है तथा पेट आदि का बढ़ा हुआ भार एक माह में 4 से 8 किलो तक कम किया जा सकता है। हृदय की शिराओं में आए हुए अवरोध (ब्लोकेज) खुल जाते हैं।

6. मन स्थिर, शान्त व प्रसन्न रहता है। नकारात्मक विचार नष्ट हो जाते हैं। जिससे डिप्रेशन आदि रोगों से छुटकारा मिलता है।

7. चक्रों का शोधन तथा मूलधार चक्र से लेकर सहस्रार चक्र पर्यन्त समस्त चक्रों में एक दिव्य शक्ति का संचरण होने लगता है।

8. इस प्राणायाम को करने से आमाशय, अग्नाशय (पेन्क्रियाज), यकृत, प्लीहा, आन्त्र, प्रोस्टेट, एवं किडनी का आरोग्य विशेष रूप से बढ़ता है। पेट के लिए बहुत से आसन करने पर भी जो लाभ नहीं हो पाता, मात्र इस प्राणायाम के करने से ही सब आसनों से भी अधिक लाभ हो जाता है। दुर्बल आंतों को सबल बनाने के लिए भी यह प्राणायाम सर्वोत्तम है।

3. बाह्य प्राणायाम

1. सिद्धासन या पद्मासन में विधिपूर्वक बैठकर श्वास को एक ही बार में यथाशक्ति बाहर निकाल दीजिए।

2. श्वास यथाशक्ति बाहर ही रोककर रखें।

3. जब श्वास लेने की इच्छा हो तब धीरे–धीरे श्वास लीजिए।

4. श्वास भीतर लेकर उसे बिना रोके ही पुनः पूर्ववत् श्वसन क्रिया कीजिए। इस प्रकार इसे 3 से लेकर 21 बार तक कर सकते हैं।

इस प्राणायाम में भी उक्त कपालभाति के समान श्वास को बाहर फेंकते हुए समस्त विकारों, दोषों को भी बाहर फेंका जा रहा है, इस प्रकार की मानसिक चिन्तन धारा बहनी चाहिए। विचार–शक्ति जितनी अधिक प्रबल होगी समस्त कष्ट उतनी ही प्रबलता

से दूर होंगे यह निश्चित है। मन का शिव संकल्प युक्त होना इस प्रकार की आधि-व्याधि का संहारक और शीघ्र सुफलदायक होता है।

लाभ

इससे मन की चंचलता दूर होती है। जठराग्नि प्रदीप्त होती है। उदर रोगों में लाभप्रद है। बुद्धि सूक्ष्म व तीव्र होती है। शरीर का शोधक है। वीर्य की ऊर्ध्व गति करके स्वप्न दोष, शीघ्रपतन आदि धातु-विकारों की निवृत्ति करता है, समस्त स्त्री रोगों-बन्धत्व, प्रदर व गर्भाशय गत दोष में भी यह प्राणायाम अत्यन्त लाभप्रद है। बाह्य प्राणायाम करने से पेट के सभी अवयवों पर विशेष बल पड़ता है तथा प्रारम्भ में पेट के कमजोर या रोगग्रस्त भाग में हल्का दर्द-सा भी अनुभव होता है। अत: पेट को विश्राम तथा आरोग्य देने के लिए त्रिबन्ध पूर्वक यह प्राणायाम करना चाहिए।

4. अनुलोम-विलोम प्राणायाम

दाएं हाथ के अंगुष्ठ के द्वारा दायां स्वर (पिंगला नाड़ी) तथा अनामिका व मध्यमा अंगुलियों के द्वारा बायां स्वर बन्द करना चाहिए। हाथ की हथेली को नासिका के सामने न रखकर थोड़ा ऊपर रखना चाहिए।

अंगुष्ठ के माध्यम से दाहिनी नासिका को बन्द करके बाईं नाक से श्वास धीरे-धीरे अन्दर भरना चाहिए। श्वास पूरा अन्दर भरने पर, अनामिका व मध्यमा से वाम स्वर को बन्द करके दाहिने नाक से पूरा स्वास बाहर छोड़ देना चाहिए। धीरे-धीरे श्वास-प्रश्वास की गति मध्यम और फिर तीव्र करनी चाहिए। तीव्र गति से पूरी शक्ति के साथ श्वास अन्दर भरें व बाहर निकालें तथा अपनी शक्ति के अनुसार श्वास-प्रश्वास के साथ गति मन्द, मध्यम और तीव्र करें।

श्वास पूरा बाहर निकलने पर वाम स्वर को बन्द रखते हुए ही दाएं नाक से श्वास पूरा अन्दर भरना चाहिए तथा अन्दर पूरा भर जाने पर दाएं नाक को बन्द करके बाईं नासिका से श्वास बाहर छोड़ना चाहिए। यह एक प्रक्रिया पूरी हुई। इस प्रकार इस विधि को सतत करते रहना अर्थात् बाईं नासिका से श्वास लेकर दाएं से बाहर छोड़ देना, फिर दाएं से लेकर बाईं ओर से श्वास को बाहर छोड़ देना। इस क्रम को लगभग दो-तीन मिनट तक करने पर ही थकान होने लगती है। थकान होने पर बीच में थोड़ा विश्राम करके, थकान दूर होने पर पुन: प्राणायाम करें। इस प्रकार 5 मिनट से प्रारम्भ करके इस प्राणायाम को 20-25 मिनट तक किया जा सकता है।

पांच मिनट तक इसका अभ्यास प्रत्येक व्यक्ति को करना चाहिए। ग्रीष्मकाल में प्राणायाम को 5 से 15 मिनट तक ही करना पर्याप्त है।

लाभ

1. इस प्राणायाम से बहत्तर करोड़ बहत्तर लाख दस हजार दो सौ दस नाड़ियां परिशुद्ध हो जाती हैं। सम्पूर्ण नाड़ियों की शुद्धि होने से शरीर पूर्ण स्वस्थ, कान्तिमय एवं बलिष्ठ बनता है।

2. सन्धिवात, आमवात, गठिया, कम्पवात, स्नायु-दुर्बलता आदि समस्त वात रोग, मूत्ररोग, धतुरोग, शुक्रक्षय, अम्लपित, शीत-पित्त आदि समस्त पित्त रोग, सर्दी, जुकाम, पुराना नजला, साइनस, अस्थमा, खांसी, टॉन्सिल आदि समस्त कफ रोग दूर होते हैं। त्रिदोष प्रशमन होता है।

3. हृदय की शिराओं में आए अवरोध (ब्लोकेज) खुल जाते हैं। इस प्राणायाम का नियमित अभ्यास करने से लगभग तीन चार माह में तीस प्रतिशत से लेकर चालीस प्रतिशत तक ब्लोकेज खुल जाते हैं। ऐसा हमने अनेक रोगियों पर प्रयोग करके अनुभव किया है।

4. कॉलेस्ट्रोल, ट्रिग्लिसेराइड, एच.डी.एल. आदि की अनियमितताएं दूर हो जाती हैं।

5. नकारात्मक चिन्तन में परिवर्तन होकर सकारात्मक विचार बढ़ने लगते हैं। आनन्द, उत्साह व निर्भयता की प्राप्ति होने लगती है।

6. संक्षेप में कह सकते हैं कि इस प्राणायाम से तन, मन, विचार व संस्कार सब परिशुद्ध होते हैं। देह के समस्त रोग नष्ट होते हैं तथा मन परिशुद्ध होकर ओंकार के ध्यान में लीन होने लगता है।

7. इस प्राणायाम को 250 से 500 बार तक करने से मूलाधार चक्र में सन्निहित कुण्डलिनी शक्ति जो अधोमुख होती है, वह उर्ध्वमुख हो जाती है। अर्थात् कुण्डलिनी जागरण की प्रक्रिया प्रारम्भ हो जाती है।

5. भ्रामरी प्राणायाम

श्वास पूरा अन्दर भरकर मध्यमा अंगुलियों से नासिका के मूल में आंख के पास से दोनों ओर से थोड़ा दबाएं, मन को आज्ञा चक्र में केंद्रित रखें। अंगूठों के द्वारा दोनों कानों को पूरा बन्द कर लें। अब भ्रमर की भांति गुंजन करते हुए नाद रूप में ओउम् का उच्चारण करते हुए श्वास को बाहर छोड़ दें। पुनः इसी प्रकार आवृत्ति करें, इस तरह यह प्राणायाम कम से कम तीन बार अवश्य करें। अधिकतम 11 से 21 बार तक भी किया जा सकता है।

यह प्राणायाम अपनी चेतना को ब्राह्मी चेतना ईश्वरीय सत्ता के साथ तन्मय व तद्रूप

करते हुए करना चाहिए। मन में यह दिव्य संकल्प या विचार होना चाहिए कि मुझ पर भगवान की कृपा शान्ति व आनन्द बरस रहा है। मेरे आज्ञा चक्र में भगवान दिव्य ज्योति के रूप में प्रकट होकर मेरे अज्ञान को दूर कर मुझे ऋतम्भरा प्रज्ञा सम्पन्न बना रहे हैं। इस प्रकार शुद्ध भाव से यह प्राणायाम करने से एक दिव्य ज्योतिपुंज आज्ञा चक्र में प्रकट होता है और ध्यान स्वत: होने लगता है।

मन की चंचलता दूर होती है। मानसिक तनाव, उत्तेजना, उच्च रक्तचाप, हृदय रोग आदि में लाभप्रद है। ध्यान के लिए अति उपयोगी है।

6. उद्गीथ

पूर्वनिर्दिष्ट सभी प्राणायाम करने के बाद श्वास-प्रश्वास पर अपने मन को टिकाकर प्राण के साथ उद्गीथ 'ओउम्' का ध्यान करें। भगवान ने भौहों की आकृति ओंकारमयी बनाई है। समस्त ब्रह्मांण ओंकारमय है। द्रष्टा बनकर दीर्घ व सूक्ष्म गति से श्वास को लेते व छोड़ते समय श्वास की गति इतनी सूक्ष्म होनी चाहिए कि स्वयं को भी श्वास की ध्वनि की अनुभूति न हो तथा यदि नासिका के आगे रुई भी रख दें तो वह हिले नहीं। धीरे-धीरे अभ्यास बढ़ाकर प्रयास करें कि एक मिनट में एक श्वास तथा एक प्रश्वास चले। इस प्रकार श्वास को भीतर तक देखने का भी प्रयत्न कीजिए। प्रारम्भ में श्वास के स्पर्श की अनुभूति मात्र नासिकाग्र पर होगी। धीरे-धीरे आप श्वास के गहरे स्पर्श को भी अनुभव कर सकेंगे। इस प्रकार कुछ समय तक श्वास के साथ द्रष्टा अर्थात् साक्षीभाव पूर्वक ओंकार जाप करने से ध्यान स्वत: होने लगता है। आपका मन अत्यन्त एकाग्र व ओंकार में तन्मय व तद्रूप हो जायेगा। प्रणव के साथ-साथ वेदों के सबसे महान् मन्त्र गायत्री का भी अर्थ पूर्वक जप व ध्यान किया जा सकता है। इस प्रकार साधक ध्यान करते-करते सच्चिदानन्द स्वरूप ब्रह्म के स्वरूप में तद्रूप होता हुआ समाधि के अनुपम दिव्य आनन्द को भी प्राप्त कर सकता है। सोते समय भी इस प्रकार ध्यान करते हुए सोना चाहिए, ऐसा करने से निद्रा भी योगमयी हो जाती है, दु:स्वप्न से भी छुटकारा मिलेगा तथा निद्रा शीघ्र आयेगी व प्रगाढ़ रहेगी।

प्राणायाम के कुछ नियम

बैठने का तरीका

- प्राणायाम करने के लिए साफ-सुथरी और खुली जगह का चयन करें। इसे हमेशा खुली हवा में करना चाहिए न कि वातानुकूलित कक्ष के अंदर, क्योंकि ऐसा करने से आपको सर्दी हो सकती है। इसके अलावा किसी एक आसन में बैठें जैसे कि पद्मासन, सिद्धासन। इसके अलावा प्राणायाम को ठीक ढंग से बैठ कर करना

चाहिए। इसके लिए बिल्कुल सीधा बैठना जरूरी होता है। नहीं तो आपके अंदर स्वच्छ हवा ठीक से नहीं प्रवेश कर सकेगी।

- प्राणायम के दौरान सिर्फ नाक से सांस लें और मुंह से बाहर छोड़ें। प्राणायाम हमेशा खाना खाने के 3 घंटे बाद करना चाहिए। सुबह के समय में प्राणायाम सभी काम करने के बाद ही करना चाहिए जैसे मंजन करने और कुछ खाने के बाद।

- इसके अलावा शुरुआती दौर में तो आप प्राणायाम को 5 मिनट से शुरू कर सकते हैं और धीरे-धीरे इसे बढ़ा कर आधे घंटे या 1 घंटे तक ले जा सकते हैं। अगर आप प्राणायाम नियमित रूप से करेंगे तो आपको कभी कब्ज की शिकायत भी नहीं होगी। प्राणायाम के समय अपने दिमाग को शांत और ठंडा रखें। प्राणायाम आप उस वक्त भी कर सकते हैं जिस वक्त आपका मन शांत न हो।

- कुछ प्राणायाम ऐसे होते हैं, जो आपके शरीर के तापमान को बढ़ा देते हैं तो कुछ ऐसे भी होते हैं जो उसे कम कर देते हैं। अगर आप इसे गलत ढंग से करेंगे तो इससे आपका ब्लड प्रेशर बढ़ सकता है।

- अगर कोई प्रेग्नेंट महिला बुखार से पीड़ित है तो उसे प्राणायाम नहीं करना चाहिए। नियमित रूप से प्राणायाम करने से आपके चेहरे पर एक चमक और तेज आ जाता है। इससे आपको बहुत हल्का महसूस होता है। नींद भी अच्छी आती है। रक्त संचार अच्छा हो जाता है और शरीर में ताकत आती है। प्राणायाम एक ऐसा व्यायाम है जिसके तमाम फायदे हैं, अगर इसे सही तरीके से किया जाए तो।

❒

किस रोग में कौन-सा आसन करें?

योगासान एक वैज्ञानिक पद्धति है, इसलिए यह हर रोग में कारगर है। न तो इसे करने में धन खर्च होता है न ही इसके कोई दुष्परिणाम होते हैं। यह वैज्ञानिक होने के साथ-साथ पूर्ण रूप से प्राकृतिक भी है। यहां हम आपको बता रहे हैं कि किस रोग में कौन-सा आसन करना चाहिए। यदि आप इन योगासनों को विधि अनुसार करना चाहते हैं तो इसके लिए आप प्रभाकर प्रकाशन द्वारा प्रकाशित 'करें योग, रहें निरोग' पुस्तक की मदद ले सकते हैं, उसमें निम्न आसनों को तस्वीर के साथ विस्तारपूर्वक समझया गया है।

फेफड़ों के रोगों के लिए योगासन

सर्वांगासन
सूर्य नमस्कार
चक्रासन
कुंभक या श्वास रोकना
भस्त्रिका प्राणायाम
अनुलोम-विलोम प्राणायाम
त्रिकोणासन
गोमुखासन
पद्मासन
वीरासन
धनुरासन
रेचक या सांस छोड़ने की क्रिया
कपालभाति
भुजंगासन
नौकासन
अर्धमत्स्येंद्रासन

सीने या छाती रोगों के लिए योगासन

मार्जरी आसन
त्रिकोण आसन
गौमुख आसन
अर्धमत्स्येंद्रासन
नटराजासन
योगनिद्रा
शीर्षासन
धनुरासन
भुजंगासन
धनुरासन
पश्चिमोत्तानासन
चक्रासन
उज्जायी तथा नाड़ी-शोधन प्राणायाम
सूर्य नमस्कार
भुजंगासन
पद्मासन

दमा (अस्थमा), श्वास संबंधी बीमारियों हेतु योगासन

मत्स्यासन
अर्धमत्स्येंद्रासन
कपालभाति प्राणायाम
सेतुबंधासन
बद्धकोणासन
श्वासन
सर्वांगासन
धनुरासन
उष्ट्रासन
सुप्त वीरासन
शवासन
सूर्यभेदन प्राणायाम
भुजंग आसन
नाड़ी-शोधन प्राणायाम
पवनमुक्तासन
अधोमुख श्वानासन
पूर्वोत्तानासन
शीर्षासन
शलभासन
वीरासन
पश्चिमोत्तानासन
उड्डियान बंध
नाड़ी-शोधन प्राणायाम

गले की समस्याओं के लिए योगासन

मत्स्यासन
सुप्त वज्रासन
सिंहासन
सर्वांगासन

खांसी के लिए योगासन

शीर्षासन
उत्तानासन
अर्ध मत्स्येंद्रासन
सर्वांगासन
पश्चिमोत्तानासन
सूर्य नमस्कार

हस्तपादासन

मत्स्यासन

शवासन

नाड़ी-शोधन प्राणायाम

अनुलोम-विलोम प्राणायाम

कपालभाति प्राणायाम

हृदय रोग के लिए योगासन

शवासन

योग निद्रा

सुखासन

ताड़ासन

कटिचक्रासन

उत्तानपादासन

नौकासन

पवनमुक्तासन

अनुलोम-विलोम भ्रामरी प्राणायाम

नाड़ी-शोधन भ्रामरी प्राणायाम

उज्जायी भ्रामरी प्राणायाम

भ्रामरी प्राणायाम

कपालभाति और भस्त्रिका न करें

हाई ब्लड प्रेशर (उच्च रक्तचाप) के लिए योगासन

पश्चिमोत्तानासन

बालासन

सेतुबंधासन

सिद्धासन

पवनमुक्तासन

योगनिद्रा

शवासन

उत्तानासन

अधोमुख श्वानासन

बद्धकोणासन

जानुशीर्षासन

वीरभद्रासन

सुखासन

सुप्त वज्रासन

शीतली प्राणायाम

पवनमुक्तासन

भ्रामरी प्राणायाम

शीतली प्राणायाम

सीतकारी प्राणायाम

सूर्य और चंद्रभेदन

अनुलोम-विलोम

कपालभाति

लो ब्लड प्रेशर (निम्न रक्तचाप) के लिए योगासन

शशांकासन

शीर्षाशन

हलासन

कर्ण पीड़ासन

वीरासन

सूर्य नमस्कार

सर्वांगासन

मत्स्यासन

उष्ट्रासन
मूर्धासन
कपालभाति प्राणायाम
सूर्यभेदी प्राणायाम
बालासन
नाड़ी-शोधन प्राणायाम
भस्त्रिका प्राणायाम

सिरदर्द और माइग्रेन के लिए योगासन

मार्जरी
हलासन
पवनमुक्तासन
वज्रासन
वीरासन
पद्मासन
सेतुबंधासन
पादहस्तासन
गरुड़ासन
भ्रामरी
भुजंगासन
अनुलोम-विलोम
बिना कुंभक के नाड़ी-शोधन प्राणायाम
शीर्षासन
सर्वांगासन
पश्चिमोत्तासन
सिद्धासन
योगनिद्रा
बालासन
शशांकासन
वृक्षासन
सूर्य नमस्कार
उद्गीथ
मर्कटासन
भ्रामरी प्राणायाम

यादाश्त बढ़ाने के लिए योगासन

शीर्षासन
उत्तानासन
योगनिद्रा
वज्रासन
हलासन
तितली आसन
नाड़ी-शोधन प्राणायाम
भस्त्रिका प्राणायाम
पश्चिमोत्तानासन
शवासन
सिंहासन
सर्वांगासन
ताड़ासन
सूर्य नमस्कार
सूर्यभेदन प्राणायाम
भ्रामरी प्राणायाम

अनिद्रा, चिंता, तनाव और डिप्रेशन के लिए योगासन

सूर्य नमस्कार
शशांकासन
सुखासन
पश्चिमोत्तानासन
मर्कटासन
मार्जरासन
धनुरासन
सेतुबंधासन
हस्तपादासन
शीर्षासन
भ्रामरी प्राणायाम
शीतली प्राणायाम
सर्वांगासन कूर्मासन
नाड़ी-शोधन
बालासन
जानुशीर्षासन
शवासन
उत्तानासन
मत्स्यासन
मार्जरी आसन
अधोमुख श्वानासन
सूर्यभेदन प्राणायाम
अनुलोम विलोम प्राणायाम
कपालभाति प्राणायाम

आलस्य को भगाने वाले योगासन

शीर्षासन
पश्चिमोत्तानासन
बिना कुंभक के नाड़ी-शोधन प्राणायाम
सर्वांगासन
उत्तानासन

मिर्गी के लिए योगासन

महामुद्रासन
शशांकासन
योगनिद्रा
नटराजासन
हस्तपादासन
हलासन
कपालभाति प्राणायाम
शीतली प्राणायाम
पश्चिमोत्तानासन
भुजंगासन
ताड़ासन
वृक्षासन
सर्वांगासन
पवनमुक्तासन
भ्रामरी प्राणायाम

डायबिटीज मधुमेह के लिए योगासन

शीर्षासन
सर्वांगासन
सूर्य नमस्कार
महामुद्रा

मत्स्येंद्रासन
उर्ध्वहस्तोत्तानासन
पवनमुक्तासन
धनुरासन
मंडूकासन
कपालभाति
नाड़ी–शोधन प्राणायाम

शवासन
कटिचक्रासन (लेटकर)
भुजंगासन
वज्रासन
उड्डियानबंध
अनुलोम–विलोम
अग्निसार क्रिया

जोड़ों के दर्द एवं गठिया के लिए योगासन

वीर भद्रासन
ताड़ासन
सूर्य नमस्कार
सेतुबंध आसन
मकर अधोमुख
शीर्षासन
पद्मासन
वीरासन
उत्तानासन
पवनमुक्तासन

त्रिकोणासन
सुखासन
धनुरासन
उष्ट्रासन
शवासन
सर्वांगासन
सिद्धासन
गौमुखासन
पश्चिमोत्तानासन

कमरदर्द एवं सर्वाइकल के लिए योगासन

मकरासन
हलासन
सुप्त वज्रासन
पर्वतासन
शीर्षासन
नाड़ी–शोधन प्राणायाम
शलभासन
वज्रासन
गौमुखासन
उत्कटासन
उत्तानपादासन

भुजंगासन
अर्धमत्स्येंद्रासन
धनुरासन
सर्वांगासन
चक्रासन
कपालभाति
उत्तानपादासन
सुप्त वज्रासन
ताड़ासन
मकरासन

गर्दन में दर्द के लिए आसन

पद्मासन
मकरासन
कटिचक्रासन
हलासन
ताड़ासन
मार्जरी आसन
पवन मुक्तासन
अर्धमत्स्येंद्रासन

मोटापा दूर करने के लिए योगासन

सूर्य नमस्कार
वीरभद्रासन
सेतुबंधासन
पश्चिमोत्तानासन
वक्रासन
धनुरासन
सर्वांगासन
पवनमुक्तासन
मंडूकासन
चक्रासन
सर्वांगासन
भुजंगासन
कटिचक्रासन
पद्मासन
हस्तपादासन
कपालभाति प्राणायाम
बालासन
त्रिकोणासन
भुजंगासन
नौकासन
शशांकासन
शीर्षासन
हलासन
वज्रासन
उष्ट्रासन
उत्तानपादासन
धनुरासन
पवनमुक्तासन
कोणासन
शलभासन
उर्ध्वहस्तोत्तानासन
भस्त्रिका प्राणायाम

कमर और पेट की चर्बी घटाने वाले आसन

कटि चक्रासन
वृक्षासन
त्रिकोणासन
वीरभद्रासन
तोलांगुलासन
ताड़ासन
पादहेतासन

पेट के दर्द या पेट के लिए योगासन

सूर्यनमस्कार
शीर्षासन
हलासन
वीरासन
वज्रासन
अर्धमत्स्येंद्रासन
धनुरासन
नौकासन
सर्वांगसन
उत्तानासन
सुप्त वीरासन
पवनमुक्तासन
वक्रासन
भुजंगासन

पेट के अल्सर के लिए योगासन

वज्रासन
नौकासन
उत्तानासन
शलभासन
मयूरासन
पादहस्तासन
पादांगुष्ठासन

कब्ज, गैस एवं अजीर्ण इत्यादि के लिए योगासन

शीर्षासन
नौकासन
भुजंगासन
मयूरासन
मत्स्यासन
चक्रासन
पवनमुक्तासन
महामुद्रा
अर्धचंद्रासन
पादांगुष्ठासन
वज्रासन
सर्वांगासन
पश्चिमोत्तानासन
सुप्तवज्रासन
धनुरासन
कूर्मासन
पद्मासन
त्रिकोणासन
शलभासन
शशांकासन
शंखप्रक्षालन

दस्त अर्थात् पेचिश के लिए योगासन

शीर्षासन
जानुशीर्षासन
सर्वांगासन
बिना कुंभक के नाड़ी-शोधन प्राणायाम

किडनी अर्थात् गुर्दा रोग के लिए योगासन

सूर्यनमस्कार
सर्वांगासन
शीर्षासन एवं उसका समूह
हलासन
पश्चिमोत्तानासन
हनुमानासन
कपोतासन
उष्ट्रासन
शलभासन
धनुरासन
अर्धनौकासन
मत्स्येंद्रासन
भुजंगासन

पथरी के लिए योगासन

मत्स्यासन
तोलांगुलासन
वज्रासन
उष्ट्रासन
उत्तानपादासन
पवनमुक्तासन
बालासन
भुजंगासन
पश्चिमोत्तानासन

आंत के अल्सर के लिए योगासन

शीर्षासन
सर्वांगासन
पश्चिमोत्तानासन
योगनिद्रा
मत्स्यासन
पवनमुक्तासन
उज्जायी प्राणायाम
शीतली प्राणायाम
नाड़ी-शोधन प्राणायाम
अर्धमत्स्येंद्रासन
सेतुबंधासन
आनंद बालासन

नपुंसकता दूर करने के लिए योगासन

शीर्षासन
सर्वांगासन
अर्धमत्स्येंद्रासन
पश्चिमोत्तानासन
उत्तानासन
बद्धकोणासन
जानुशीर्षासन
धनुरासन
कुंभकासन
नौकासन
उड्डियान बंध
कपालभाति प्राणायाम
अनुलोम-विलोम प्राणायाम
नाड़ी-शोधन प्राणायाम

सेक्स लाइफ में सुधार के लिए योगासन

सूर्यनमस्कार
पद्मासन
हलासन
सर्वांगासन
धनुरासन
भद्रासन
भुजंगासन
तितली आसन
हलासन
उष्ट्रासन

स्वप्नदोष के लिए योगासन

शीर्षासन
सर्वांगासन
पश्चिमोत्तानासन
वज्रासन
नाड़ी-शोधन प्राणायाम

हार्निया के लिए योगासन

शीर्षासन
सर्वांगासन
आकर्ण धनुरासन
नौकासन
मूलबंध
अश्विन मुद्रा
कटिचक्रासन
नितंबासन
शशांकासन
पश्मोत्तानासन
गोमुखासन
वज्रासन
उत्तानपादासन
पवनमुक्तासन

अंडकोष वृद्धि के लिए योगासन

शीर्षासन
सर्वांगसन
वज्रासन
गोमुखासन
गरुड़ासन
पश्चिमोत्तासन
ब्रह्मचर्यासन
वातायनासन

गुदा संबंधी रोगों के लिए योगासन

(गुदा से संबंधित रोग जैसे बवासीर, भगंदर, फिशर इत्यादि बीमारियों में योगासन)

शीर्षासन
हलासन
सिंहासन
शलभासन

धनुरासन
मलासन
पवनमुक्तासन
मत्स्यासन
कपालभाति प्राणायाम
नाड़ी-शोधन प्राणायाम
शीर्षासन
बालासन
सर्वांगासन
अर्धमत्स्येंद्रासन
भस्त्रिका प्राणायाम

मूत्र संबंधी रोगों के लिए योगासन

शीर्षासन तथा उसका समूह
शलभासन
नौकासन
बद्ध कोणासन
सुप्त वज्रासन
सर्वांगासन
पवनमुक्तासन
अर्धमत्स्येंद्रासन
हलासन
उत्तानासन
सुप्तवज्रासन
धनुरासन
जानुशीर्षासन
राजकपोतआसन
मंडूकासन
नाड़ी-शोधन

मासिक धर्म में अनियमितता के लिए योगासन

सर्वांगासन
वीरासन
शशांकासन
योग निद्रा
बद्ध कोणासन
पश्चिमोत्तानासन
धनुरासन
बालासन
त्रिकोणासन
नाड़ी-शोधन प्राणायाम
भुजंगासन
उष्ट्रासन
भुजंगासन
वज्रासन
मार्जरी आसन
नाड़ी-शोधन प्राणायाम
जानुशीर्षासन
पवनमुक्तासन
मत्स्यासन
ताड़ासन
पादहस्तासन
वक्रासन
अर्धशलभासन

गर्भावस्था में किए जाने वाले योगासन

पवनमुक्तासन
उष्ट्रासन
शवासन
मार्जरी आसन
ताड़ासन
त्रिकोणानासन
पश्चिमोत्तानासन
विपरीतकर्णी
अनुलोम-विलोम
तितली आसन
पर्वतासन
सुखासन
वज्रासन
कोणासन
वीरभद्रासन
बद्धकोणासन
कुंभक के प्राणायाम

बांझपन के लिए योगासन

सर्वांगासन
पश्चिमोत्तानासन
सिद्धासन
गरुड़ासन
पश्चिमोत्तानासन
सेतुबंधासन
कपालभाति प्राणायाम
हलासन
पद्मासन
चक्रासन
बालासन
सर्वांगासन
नाड़ी-शोधन प्राणायाम

लंबाई बढ़ाने के लिए योगासन

ताड़ासन
धनुरासन
पश्चिमोत्तानासन
मार्जरी आसन
हस्त पदासन
त्रिकोणासन
सूर्य नमस्कार
हलासन
वृक्षासन
भुजंग आसन
सर्वांगासन

दमकती त्वचा के लिए योगासन

सूर्यनमस्कार
शीर्षासन
पश्चिमोत्तानासन
धनुर्वक्रासन
कपालभाति
हलासन
योनि मुद्रा
चक्रासन

धनुरासन
उत्तानासन
सर्वांगासन
त्रिकोणासन
प्राणायाम

लकवा एवं पोलियो के लिए योगासन

शलभासन
धनुरासन
मकरासन
भुजंगासन
पद्मासन
सिद्धासन
कंधरासन
हलासन
सर्वांगासन
शवासन
पर्वतासन
सुखासन
सिद्धासन
उज्जायी प्राणायाम
नाड़ी-शोधन प्राणायाम

खून की कमी के लिए योगासन

शीर्षासन
सर्वांगासन
पश्चिमोत्तानासन
सूर्य नमस्कार
अनुलोम-विलोम
शीतली प्राणायाम
कपालभाति प्राणायाम
सूर्यभेदन प्राणायाम
उज्जायी प्राणायाम
नाड़ी-शोधन प्राणायाम
कपालभाति प्राणायाम

झड़ते बालों के लिए आसन

सर्वांगासन
कूर्मासन
उष्ट्रासन पवनमुक्तासन
मत्स्यासन
अनुलोम-विलोम प्राणायम
अधोमुख शवासन
उत्थान आसन
पवनमुक्तासन
वज्रासन
अपानासन
कपालभाति प्रणायाम
भस्त्रिका प्राणायाम
नाड़ी-शोधन प्रणायाम
शीर्षासन

आंखों के लिए आसन

शवासन

त्राटक आसन

हथेली से ढंकना (पामिंग)

गोल-गोल आंखें घुमाएं

अनुलोम-विलोम

पलकें झपकाएं

दीवार पर आठ बनाएं

कानों के लिए आसन

ताड़ासन

ब्रीदिंग एक्सरसाइज

रेस्टोरेटिव योग

जीभ व मुंह के रोग के लिए योगासन

सिंहासन

❐

॥ लेखक-परिचय ॥

विलक्षण एवं विभिन्न प्रतिभाओं के धनी शशिकांत 'सदैव' अपने व्यक्तित्व एवं विभिन्न कार्यों के लिए पहचाने जाते हैं। किसी के लिए आप एक संपादक-पत्रकार हैं, तो किसी के लिए लेखक, कवि-शायर। कोई आपको आपकी प्रकाशित पुस्तकों के माध्यम से जानता है, तो कोई टी.वी. पर मेहमान विशेषज्ञ के रूप में पहचानता है। आप एक प्रेरक वक्ता होने के साथ-साथ ध्यान के कुशल प्रशिक्षक भी हैं। फिर वह वर्कशॉप के रूप में हो या प्रवचन के रूप में, आपके वक्तव्य स्कूल, कॉलेज, कॉर्पोरेट सेक्टर, मंदिर-आश्रम एवं धार्मिक तथा गैर-सरकारी संस्थाओं आदि में होते ही रहते हैं। आप सत्रह वर्षों तक 'डायमंड पॉकेट बुक्स' द्वारा प्रकाशित मासिक पत्रिका 'साधना पथ' में संपादक व गृहलक्ष्मी में सलाहकार संपादक के रूप में अपनी सेवाएं दे चुके हैं। इससे पूर्व, आप दो वर्षों तक अपनी सेवाएं 'Indiatimes.com' में भी दे चुके हैं। विश्व भर के नामी पत्र/पत्रिकाओं में आपके आलेख, स्तंभ, ग़ज़ल व कविताएं आदि प्रकाशित होते रहते हैं। इतना ही नहीं, विभिन्न विषयों पर अब तक आपकी तीन दर्जन से भी अधिक पुस्तकें प्रकाशित हो चुकी हैं।

प्रकाशित पुस्तकें

व्यक्तित्व विकास एवं आत्म रूपांतरण

सब संभव है, अच्छा इंसान सफल विजेता कैसे बने ?, मैनेजमेंट के मूल मंत्र, व्यक्तित्व निखारें भविष्य सुधारें, मनचाही सफलता पाएं अपनी एकाग्र क्षमता बढ़ाएं, स्वयं को और दूसरों को पहचानने की कला, सीखें जीवन जीने की कला।

ओशो

कौन है ओशो ?, मैं क्यों आया था-ओशो ?, ओशो की जीवन-यात्रा, ओशो के बाद का विवाद, ओशो का योगदान, ओशो पर लगे आरोप और उनकी सच्चाई, प्रसिद्ध हस्तियों और बुद्धिजीवियों की नज़र में ओशो।

धर्म-अध्यात्म

कौन है गुरु ?, गुरु का महत्त्व ?, ध्यान एकमात्र समाधान, इश्क की खुशबू है सूफ़ी, आधुनिक संतों की आध्यात्मिक यात्रा, व्रत-उपवास का आध्यात्मिक एवं मनोवैज्ञानिक महत्त्व, युगपुरुष महर्षि दयानंद सरस्वती, भारत के प्रसिद्ध मंदिर, भारत के प्रसिद्ध तीर्थ और धाम, पर्वों का महापर्व-दीपावली।

संपादित पुस्तकें

धन और सुख–समृद्धि की देवी लक्ष्मी, दुर्गा एवं नवरात्र की महिमा एवं महत्त्व।

स्वास्थ्य एवं आरोग्यता

सिरदर्द और माइग्रेन से मुक्ति, ऐसे पाएं मोटापे से मुक्ति, करें योग रहें निरोग, योग का महत्व, इतिहास और लाभ, तनाव–मुक्ति के सरल उपाय, आहार से करें उपचार, आपका आहार स्वास्थ्य का आधार।

काव्य एवं ग़ज़ल संग्रह

तेरे साथ की आदत, स्त्री की कुछ अनकही, दर्द की कतरन, दर्द के इर्द–गिर्द, रिसता हुआ दर्द। काव्य संकलन–इंद्रधनुष रचते हस्ताक्षर, दस्तक नई पीढ़ी की।

समाज व समसामयिक

कुल का कल हैं बेटियां, गाय, गंगा, गौरी है हमारी जिम्मेदारी, नई स्त्री की पुरानी कहानी।

पत्र–पत्रिकाओं में प्रकाशित लेख व स्तंभ

नवभारत टाइम्स, हैलो दिल्ली, दैनिक हिंदुस्तान, पंजाब केसरी, दैनिक जागरण, दैनिक भास्कर, अमर उजाला, जागरण सिटी प्लस, गगनांचल, आज समाज, तथा अस्तु, वेल बीइंग, साधना पथ, गृहलक्ष्मी, ओशो वर्ल्ड, हिंदी जगत, कादंबिनी, वूमेन ऑन टॉप, मेरी तुलसी, प्रवासी टुडे, ज्ञानोदय, शुक्रवार, इंडिया न्यूज, यथावत, संपादक, गृहनंदनी, फ्यूचर समाचार, सुख–समृद्धि, कुमुदम भक्ति, समय सारांश, गुरुजी, कलियों को खिलने दो तथा इंडिया टाइम्स एवं फैब वुमैन डॉट कॉम आदि कई अन्य क्षेत्रीय पत्र–पत्रिकाओं में प्रकाशन।

टी.वी. चैनलों एवं रेडियो पर उपस्थिति

दूरदर्शन, इंडिया न्यूज, सहारा समय, साधना, प्रज्ञा, सुदर्शन, ए टू जेड, वी.आई.पी. एवं जैन टी.वी. तथा एफ.एम. रेनबो एवं मानव रचना रेडियो।

सम्मान

गौरव भाषा वाणी सम्मान 2011 (इंद्रप्रस्थ साहित्य भारती–दिल्ली), साहित्यकार सम्मान 2010 (ब्रज कला केंद्र–मथुरा), साहित्यकार सम्मान 2009, (स्वामी नेकश्याम स्मृति–वृंदावन)।